Paula Becker
Rita de Cássia Ietto Montilha

A vida quotidiana das pessoas com deficiência visual

Paula Becker
Rita de Cássia Ietto Montilha

A vida quotidiana das pessoas com deficiência visual

Desempenho profissional e qualidade de vida

ScienciaScripts

Cover image: www.ingimage.com

This book is a translation from the original published under ISBN 978-3-659-88867-0.

Publisher:
Sciencia Scripts
is a trademark of
Dodo Books Indian Ocean Ltd. and OmniScriptum S.R.L publishing group

120 High Road, East Finchley, London, N2 9ED, United Kingdom
Str. Armeneasca 28/1, office 1, Chisinau MD-2012, Republic of Moldova, Europe
Managing Directors: Ieva Konstantinova, Victoria Ursu
info@omniscriptum.com

Printed at: see last page
ISBN: 978-620-8-56311-0

ÍNDICE DE CONTEÚDOS

"[...] O meu tempo é demasiado precioso para discutir títulos.
Quero a essência, a minha alma está com pressa...

Quero viver entre rostos com humanidade.
Pessoas que conseguem rir-se dos seus erros.
Que não se enchem de si próprios por causa dos seus triunfos.
Que não se consideram elite, antes de se terem tornado realmente uma.

Que não fogem às suas responsabilidades.

Que defendem a dignidade humana.

O essencial é o que faz com que a vida valha a pena.
Quero rodear-me de pessoas que possam tocar o coração dos outros.

Pessoas que, apesar das duras pancadas da vida, cresceram com um toque suave na alma. O meu objetivo é chegar ao fim satisfeito e em paz com os meus entes queridos e com a minha consciência."

O valioso tempo de maturidade

Mário de Andrade (1893 - 1945)

DEDICAÇÃO

Dedico este trabalho a pessoas corajosas, que se arriscam, que não se tornam apáticas, que procuram novas perspectivas para compreender as pessoas e as situações, que se aceitam a si próprias como imperfeitas mas que procuram sempre melhorar.

AGRADECIMENTOS

Em primeiro lugar, gostaria de agradecer o facto de tudo na minha vida acontecer exatamente quando deve acontecer.

Em seguida, gostaria de agradecer à minha querida orientadora Dra. Rita de Cassia Ietto Montilha, uma pessoa extremamente inteligente, perspicaz, gentil e transparente. É o melhor exemplo que poderia encontrar para ter como referência durante o meu percurso académico.

Também não posso deixar de agradecer à Dra. Rita de Cassia Tiberio Araujo, que me incentivou a acreditar no meu trabalho desde a graduação e que continua presente na minha caminhada, ajudando-me com ótimas sugestões na conclusão deste trabalho de pesquisa.

Gostaria de agradecer à Dra. Zelia Zilda Lourengo de Camargo Bittencourt, sempre entusiasmada com as coisas e que partilhou comigo os seus conhecimentos sobre qualidade de vida e deficiência visual para melhorar este trabalho.

Gostaria também de agradecer a todas as pessoas que aceitaram ser entrevistadas por mim para esta investigação. Vocês representam o "novo" quando se colocam e actuam na comunidade, contribuindo assim para a melhoria das relações interpessoais e para o desenvolvimento da sociedade. *"Não há nada permanente, exceto a mudança."* (Heráclito, 540 a.C.)

Agradeço a toda a minha família, especialmente aos meus pais, Paulo e Márcia, pelo amor e compreensão eternos.

Evandro, tu fazes-me acreditar. Tens-me ensinado a amar e a ser amado todos os dias. Estas foram e continuam a ser as aprendizagens mais importantes que alguma vez recebi.

Desenvolver novos conhecimentos é uma paixão para mim. O hábito da leitura incessante me acompanha desde a infância e me faz perceber que podemos ser protagonistas das mudanças que desejamos. Quando entramos nas profundezas das nossas concepções, percebemos que o mundo nada mais é do que a nossa própria maneira de realizá-lo.

PREÂMBULO

Esta investigação incide sobre as caraterísticas dos adultos com deficiência visual que são atendidos num centro de reabilitação universitário. Trata-se das caraterísticas das pessoas com baixa visão e/ou cegueira e das suas correspondentes percepções do seu próprio desempenho profissional e da sua qualidade de vida.

Estudar a deficiência visual é perceber e apreciar a sensibilidade e o valor de cada toque de mão, a coragem demonstrada em situações inusitadas recorrentes, o tom de voz, a linguagem corporal e a confiança que as pessoas com deficiência visual aprendem a ter nos outros, que podem até ser estranhos. O trabalho de uma equipa interdisciplinar com este público deve ter todo o conhecimento disponível sobre as suas capacidades e limitações, de forma a ajudá-los a ultrapassar o desafio da adaptação a um contexto social e cultural extremamente visual.

Meu interesse em realizar esta pesquisa se deve ao fato de ter contato com a população estudada neste projeto desde 2009, durante meu último ano de graduação na Universidade Estadual Paulista - UNESP, no Campus de Mari'lia, quando utilizei pela primeira vez o Canadian Occupational Performance Measure - COPM para meu trabalho de conclusão de curso. Esse instrumento de avaliação semi-aberto, baseado no Modelo Canadense de Desempenho Ocupacional, destaca-se por sua sensibilidade em considerar a auto-perceção das pessoas entrevistadas em relação às atividades que acreditam ser importantes em seu contexto de vida.

Em 2010, durante um curso de especialização em Reabilitação da Deficiência Visual, oferecido pelo Programa de Desenvolvimento Profissional do CEPRE - CMS - Unicamp, pude dar continuidade a esse projeto de pesquisa. Utilizei novamente o COPM como instrumento de pesquisa, aplicando-o em pacientes e familiares do programa de adultos. O objetivo foi analisar as diferenças de perceção do desempenho ocupacional na população com deficiência visual.

O Programa de Reabilitação Visual para Adultos do CEPRE tem como objetivo avaliar e apoiar adolescentes, adultos e idosos com baixa visão ou cegueira na promoção da autonomia e independência nas actividades da vida diária, de acordo com as necessidades de cada indivíduo interesses, necessidades e expectativas, tendo em conta os aspectos sociais (escola, trabalho, lazer) e as relações interpessoais.

Durante esse serviço, tive a oportunidade de trabalhar com pessoas com deficiência visual e suas famílias através de atendimentos em grupo ou individuais, sempre planejando ações com uma equipe interdisciplinar de profissionais em suas respectivas áreas de atuação.

Nesse mesmo ano, participei de um curso de treinamento para aplicação do COPM na Universidade Federal de Minas Gerais - UFMG, ao lado dos pesquisadores Magalhaes L. C. e Magalhaes L. V, responsáveis pela tradução do COPM para o português brasileiro.

O estudo da qualidade de vida surgiu como tema de interesse por ser um objeto de estudo de extrema subjetividade, e porque a compreensão da mesma deve ser analisada sob a ótica das políticas intersetoriais, que é um tema atual e bastante discutido na minha prática profissional e acadêmica, tendo em vista que a qualidade de vida engloba não só a saúde, mas também outras esferas sociais. Além disso, a qualidade de vida está diretamente relacionada às atividades de vida diária das pessoas. Mais uma vez, escolhi o COPM para o estudo da vida quotidiana.

É de conhecimento geral que desempenho ocupacional e qualidade de vida são conceitos inter-relacionados, mas a descrição dessa conexão e o aprofundamento desses temas com a população de deficientes visuais foi o que realmente motivou a realização deste estudo, tendo em vista que poucas publicações semelhantes podem ser encontradas na literatura brasileira.

RESUMO

As pessoas com deficiência visual são muitas vezes confrontadas com dificuldades nas áreas social, económica e funcional, o que pode prejudicar o seu nível de independência e autoestima, afectando assim a sua qualidade de vida. O objetivo deste estudo foi identificar os níveis de desempenho ocupacional e qualidade de vida de indivíduos com deficiência visual. Foi realizado um estudo descritivo e transversal, com um grupo amostral de pessoas com deficiência visual, com idade igual ou superior a 18 anos, que estavam matriculadas em reabilitação em um centro universitário, no período de agosto de 2011 a março de 2012. Para a coleta de dados foram aplicados três instrumentos através de entrevistas pela pesquisadora. O primeiro foi um questionário utilizado com o objetivo de obter dados de identificação e perfil sócio-demográfico. O segundo foi o COPM que mede a autopercepção do desempenho ocupacional e o terceiro foi o SF-36, um instrumento que permite verificar a autopercepção da qualidade de vida. Para a análise dos dados foi construído um banco de dados e realizada a análise estatística. A amostra do grupo foi classificada em amostragem não probabilística (conveniência) e foi composta por 23 indivíduos, 74,0% com baixa visão, 52,2% do sexo feminino e a média de idade foi de 46,7 anos. A auto-perceção do desempenho profissional dos entrevistados foi baixa. Os resultados mostraram que a autopercepção dos aspectos de desempenho e emoção dos participantes com baixa visão foi melhor do que a dos participantes com cegueira. Verificou-se que quanto maior o tempo de deficiência visual, pior a avaliação do domínio *dor*. O domínio *vitalidade* apresentou relação estatisticamente significativa com os domínios *saúde geral*, *desempenho* e *satisfação*, enquanto o domínio *saúde mental* relacionou-se com *saúde geral*, *dor*, *vitalidade* e *desempenho*. Os resultados mostraram que quanto melhor o aspeto emocional, maior a influência positiva reflectida nos aspectos físicos, funcionais e sociais dos participantes. O desempenho ocupacional e a qualidade de vida são condições que podem ser empregadas em um programa de reabilitação de pessoas com deficiência visual através de uma equipe interdisciplinar.

Palavras-chave: pessoas com deficiência visual, desempenho e análise de tarefas, terapia ocupacional.

LISTA DE ABREVIATURAS

DLA – Daily Life Activity

CEPRE – Centro de Estudos e Pesquisa em Reabilitação
(Center for Research and Studies in Rehabilitation)

COPM – Canadian Occupational Performance Measure

SD – Standard Deviation

CMS – College of Medical Sciences

CMOP – Canadian Model of Occupational Performance

WHO – World Health Organization

SF-36 – Medical Outcomes Study 36-Item Short Form Health Survey

FICF – Free and Informed Consent Form

UNICAMP – Universidade Estadual de Campinas (Campinas State University)

WHOQOL – World Health Organization Quality of Life

1. INTRODUÇÃO

1.1 CONCEPTUALIZAÇÃO E EPIDEMIOLOGIA DA DEFICIÊNCIA VISUAL

Em 2011, a Organização Mundial de Saúde - OMS (1) estimou a existência de 285 milhões de pessoas com deficiência visual no mundo. Deste total, cerca de 39 milhões são cegos e 246 milhões têm baixa visão. Segundo a OMS, 90% das pessoas com deficiência visual no mundo vivem em países em desenvolvimento e 80% de toda a deficiência visual poderia ser prevenida ou curada.

De acordo com a OMS (1), as principais causas de deficiência visual no mundo (1) são o glaucoma (12,3%), a degenerescência macular relacionada com a idade (8,7%), a opacidade da córnea (5,1%), a retinopatia diabética (4,8%), a cegueira infantil (3,9%), o tracoma (3,6%) e a oncocercose (0,8%), todas elas evitáveis, exceto a degenerescência macular relacionada com a idade. Nos países menos desenvolvidos, nomeadamente na África Subsariana, as principais causas evitáveis de cegueira são a catarata (50%), o glaucoma (15%), a opacidade da córnea (10%), o tracoma (6,8%), a cegueira infantil (5,3%) e a oncocercose (4%).

Em 2002, o Conselho Internacional de Oftalmologia adoptou normas para a definição de conceitos relacionados com a deficiência visual e declarou que o termo *cegueira* deve ser utilizado em casos de perda total da visão e para condições em que os indivíduos têm de confiar predominantemente em capacidades de substituição do sentido da visão (2).

Os casos de cegueira relacionada com a idade estão a aumentar em todo o mundo, como a cegueira causada por diabetes crónica não controlada. Em contrapartida, as doenças oculares causadas por infecções estão a diminuir (1).

Analisando a distribuição geográfica mundial dos casos de cegueira que podem ser evitados, verifica-se que 28% deles se encontram no Sudeste Asiático, 26% na região do Pacífico Ocidental, 16,6% em África, 10% no Mediterrâneo Oriental, 9,6%

na América e 9,6% na Europa (1).

A Associação Brasileira de Deficientes Visuais (3) afirma que

> As pessoas cegas utilizam outros sentidos para aprender e evoluir e o sistema Braille para ler e escrever. Os sentidos do tato, da audição, do olfato e do paladar assimilam estímulos externos que são integrados no cérebro, permitindo a perceção, a análise e a compreensão do ambiente e uma boa adaptação ao mesmo.

De acordo com Haddad e Sampaio (2), o Conselho Internacional de Oftalmologia aponta que o termo *baixa visão* pode ser utilizado quando se refere a indivíduos que apresentam uma perda visual menor do que nos casos de cegueira, em que o indivíduo pode ser auxiliado significativamente por aparelhos de visão para melhorar sua resolução visual.

Segundo a OMS (1), as pessoas com visão subnormal têm um funcionamento visual deficiente, mesmo após tratamento e/ou correção refractiva normal, e têm uma acuidade visual inferior a 6/18 para a perceção da luz, ou um campo visual inferior a 10 graus a partir do ponto de fixação, mas utilizam ou são potencialmente capazes de utilizar a visão para o planeamento e/ou a execução de uma tarefa para a qual a visão é essencial.

A 10ª Revisão da Classificação Estatística Internacional de Doenças e Problemas Relacionados à Saúde - CID-10 (4) considera pessoa com baixa visão aquela que tem acuidade visual com correção ótica para erros de refração no olho com melhor visão entre 20/70 (0,3) e 20/400 (0.05), ou com campo visual inferior a 20 graus no melhor olho, também com a melhor correção ótica para os erros de refração (categorias 1 e 2 da escala de deficiência visual) e uma pessoa com cegueira quando estes graus são inferiores a 0,05 ou o campo visual é inferior a 10 graus (categorias 3, 4 e 5 da escala de deficiência visual) no olho com melhor visão.

As categorias para a escala de deficiência visual acima referida foram definidas pela CID-10 (4) e baseadas nos valores de acuidade visual. São elas:

- □ Categoria 1: < 0,3 e >0,1
- □ Categoria 2: < 0,1 e > 0,05
- □ Categoria 3: < 0,05 e > 0,02
- □ Categoria 4: < 0,02 e tem perceção da luz
- □ Categoria 5: sem perceção da luz

A OMS (2) trabalha de acordo com a categorização da CID-10 e do Conselho Internacional de Oftalmologia e acrescenta a categoria "0", na qual a acuidade visual do indivíduo seria > 0,3, conhecida como "deficiência visual leve ou sem deficiência visual". Também classifica as categorias 3, 4 e 5, denominando-as "cegueira", e denomina a categoria 1 como "deficiência visual moderada" e a categoria 2 como "deficiência visual grave".

De acordo com a legislação brasileira, o decreto n. 5296 de 2 de dezembro de 2004, entra em vigor os seguintes conceitos relacionados à deficiência visual (5):

- □ Cegueira: a acuidade visual é igual ou inferior a 0,05 no melhor olho com a melhor correção ótica;
- □ Baixa visão: acuidade visual entre 0,3 e 0,05 no olho melhor, com a melhor correção ótica;
- □ Casos em que a soma da medida do campo visual em ambos os olhos é igual ou inferior a 60 graus;

□ Ou a ocorrência simultânea de qualquer uma das condições acima referidas.

A partir desse cenário de alta incidência de casos de pessoas com deficiência visual, pode-se perceber a importância de ações de prevenção, deteção precoce e reabilitação visual. O conhecimento das principais causas de baixa visão e cegueira, além do perfil dos pacientes com deficiência visual, permite melhorar a assistência dos serviços oftalmológicos já prestados e desenvolver estratégias para ações relacionadas à prevenção.

1.2 DEFICIÊNCIA E ESTIGMA

Com base na estimativa populacional de 2010 (6), há cerca de 785 a 975 milhões de pessoas no mundo, com 15 anos ou mais, que têm algum tipo de deficiência. Deste total, cerca de 3,8% têm deficiências graves, como tetraplegia, depressão grave ou cegueira.

A Classificação Internacional de Funcionalidade, Incapacidade e Saúde - CIF conceptualiza a funcionalidade e a incapacidade como uma interação dinâmica entre os problemas de saúde e os factores contextuais pessoais e ambientais (6).

A deficiência é um conceito em evolução. De acordo com o preâmbulo da Convenção sobre os Direitos das Pessoas com Deficiência - CDPD, "a deficiência resulta da interação entre pessoas com incapacidades e barreiras atitudinais e ambientais que impedem a sua participação plena e efectiva na sociedade em condições de igualdade com os outros". (6)

Recentemente, tem-se registado um aumento do número de estudos sobre a deficiência, tanto no domínio da educação como no da saúde. No início das pesquisas sobre os serviços oferecidos a essa população, o tema era de interesse quase exclusivo da comunidade médica; seu foco estava nas condições biológicas e nas possibilidades de reabilitação física de órgãos ou funções prejudicadas (7).

No entanto, como resposta a esta perspetiva positivista que considerava a deficiência como algo puramente inato ao indivíduo, alguns estudos realizados por profissionais de saúde e de educação contribuíram para o desenvolvimento de conhecimentos sobre as capacidades, as diferentes formas de interação social e as formas de intervir sobre esta procura, tanto com o indivíduo com deficiência, como com as suas famílias ou com a comunidade em geral (7).

A transição de uma perspetiva individual e médica para uma perspetiva estrutural e social foi descrita como uma mudança de um "modelo médico" para um "modelo social", em que as pessoas são vistas como deficientes devido à interação com o seu contexto e não devido às condições do seu corpo (6).

O percurso do desenvolvimento do conhecimento sobre as pessoas com deficiência está repleto de mudanças conceptuais, reflectindo os progressos alcançados com muitos anos de investigação, informações e experiências adquiridas, bem como o decurso do tempo e as consequentes transformações dos costumes e valores sociais (7).

Com o avanço dos estudos na área, muito se discute se, de fato, é a condição orgânica que determina o comportamento e o desenvolvimento de habilidades das pessoas com deficiência ou se estas são determinadas pelo contexto social. Amiralian (7) afirma

> [...] a eterna discussão entre noções inatistas ou ambientalistas sempre foi uma questão não resolvida. Por um lado, se não é aceitável que uma criança possa não desenvolver determinados comportamentos pelo facto de ter nascido cega, também não é aceitável que os seus comportamentos sejam simples reflexos de atitudes socialmente impostas. No entanto, a aceitação destes conceitos extremistas, de noções estritamente biológicas ou estritamente sociológicas, parece ainda proliferar tanto em ambientes educativos como em contextos terapêuticos e na comunidade em geral.

Winnicot (8) considera saudáveis aqueles que estão "mais próximos de serem o que vieram ao mundo equipados para ser". As pessoas vieram ao mundo equipadas com o seu próprio corpo. Este corpo é objeto de inúmeras funções e caraterísticas específicas e intrínsecas a cada indivíduo, o que garante as diferenças inter-individuais presentes na humanidade.

Estas diferenças podem ou não ser vantajosas para o indivíduo. O carácter vantajoso ou desvantajoso é determinado pela interação da pessoa com o ambiente. Se uma competência específica ajuda o indivíduo a lidar eficazmente com as exigências do seu ambiente, é vantajosa. No entanto, se a competência específica faz com que o indivíduo vacile perante algumas exigências, é desvantajosa. Além disso, em muitas relações da pessoa com o seu ambiente, algumas das competências podem ou não ter o sentido de vantagem ou desvantagem. A importância atribuída a uma competência dependerá de três factores: o portador ou o ator, o público ou o juiz e as circunstâncias em que o julgamento ocorre. Os julgamentos feitos pelo público devem ser considerados como parte do fenómeno social das deficiências (9).

Segundo Omote (9), o público ou as circunstâncias não modificam as alterações anátomo-fisiológicas capazes de impor limitações à funcionalidade da pessoa. Mesmo que o público não suspeite da presença de um problema, se este estiver presente, os seus efeitos continuarão a influenciar o funcionamento da pessoa.

Na sociedade, as pessoas com deficiência são normalmente categorizadas em grupos, o que é algo comum nos dias de hoje. Isto porque estes grupos ajudam as pessoas a identificarem-se com as fronteiras sociais, pois permitem que os membros de uma mesma categoria sejam vistos de forma muito semelhante entre si e muito diferente dos membros de outras categorias, de tal forma que as pessoas ditas "comuns" não seriam confundidas com eles. Além disso, essas categorias estimulam que possíveis segregações e exclusões sejam vistas como algo correto ou justo, fazendo com que as pessoas sejam rotuladas como socialmente inferiores. A deterioração da identidade social dessas pessoas, marcada pela exclusão social, principalmente em ambientes públicos, determina o estigma (9).

O termo estigma surgiu originalmente na Grécia antiga, indicando marcas físicas feitas cruelmente no corpo de algumas pessoas através de cortes ou ferro quente, de forma a assinalar um estatuto inferior, indicando que a pessoa estava moralmente manchada e com quem se devia evitar o contacto, especialmente em locais públicos. O conceito de estigma tem-se mantido consistente ao longo dos tempos até aos dias de hoje (9).

Se, anteriormente, o termo estava relacionado com uma marca física, hoje em dia, refere-se a uma condição social de descrédito enquanto marca social depreciativa, com a função primordial de controlo social para preservar a normalidade construída, que também foi desenvolvida socialmente.

Mas o estigma pode também ter uma outra função social. Essa função seria uma forma de resistir à utopia. Se tudo no mundo, ou mesmo o próprio mundo, fosse perfeitamente organizado e constituído, provavelmente os homens teriam uma forma diferente de interagir com o meio. Ou seja, diferente da realidade conhecida, o homem não teria nenhuma participação na construção da sociedade, pois ela não teria a necessidade de ser modificada, pois já seria perfeita e estaria completamente adaptada às necessidades de todos os cidadãos (9).

Logicamente, a utopia é impossível na sua própria essência. Neste cenário utópico, o homem não seria sujeito da sua própria história; o homem seria apenas um habitante cuja passagem pela história nada representaria. Por isso, a utopia seria o fim da humanidade (9).

Com as dificuldades nos contextos sociais, os homens procuram a igualdade de direitos e como a igualdade absoluta parece algo utópico, haverá sempre a necessidade de criar e manipular estigmas, pois serão sempre criadas novas áreas de atuação (9).

As raízes sociais são geralmente atribuídas ao estigma, uma vez que este não se estabelece sem interação entre as pessoas. No entanto, este fenómeno também pode ser visto da perspetiva da pessoa estigmatizada, que por vezes toma consciência dos estereótipos negativos sobre a sua condição e concorda com eles, aplicando-os a si própria. Nestas situações, as consequências podem ser o isolamento, o desemprego ou os baixos rendimentos, a rejeição em procurar tratamento na tentativa de evitar que as suas condições de saúde se tornem públicas, fazendo com que a condição estigmatizada se torne mais prejudicial do que a própria doença (10).

As pessoas com deficiência são diferentes e heterogéneas, mas as visões estereotipadas da deficiência dão ênfase aos utilizadores de cadeiras de rodas e a alguns outros grupos "clássicos", como as pessoas com deficiência visual e auditiva (6). Cada pessoa, antes de ser surda, cega, baixa, obesa ou deficiente, é alguém que tem uma história de vida cheia de significado, experiências e conhecimentos, que deve ser considerada em qualquer contexto de intervenção, bem como em qualquer situação da vida quotidiana.

Neste cenário, não se pode negar que o estigma da pessoa com deficiência continua a ser objeto de estudo e de acções de reabilitação.

1.3 O DESEMPENHO PROFISSIONAL E A ECONOMIA CANADIANA MODELO DE DESEMPENHO PROFISSIONAL

O Modelo Canadiano de Desempenho Ocupacional - CMOP (11) foi criado em 1982 por terapeutas ocupacionais da Canadian Task Force, com o apoio da Canadian Association of Occupational Therapists - CAOT e do Department of National Health and Welfare. Segue as Diretrizes de Terapia Ocupacional para a Prática Centrada no Cliente.

Utilizar o termo "centrado no cliente" significa colocar o cliente no centro do serviço e tentar entrar no seu contexto e realidade, compreendendo os seus pensamentos, sentimentos e expectativas sobre o processo de reabilitação, olhando para a doença através dos olhos do cliente (12).

A prática centrada no cliente engloba algumas caraterísticas como o reconhecimento da importância do contexto, a necessidade de apoio e conforto emocional e o envolvimento da família. Está também empenhada em desenvolver uma comunicação adequada, fornecendo toda a informação sobre o tratamento e o seu desenvolvimento e permitindo uma educação contínua do doente (12).

O CMOP (13) mostra que o desempenho ocupacional é o resultado da relação entre a pessoa, o ambiente e a ocupação. Dentro dele, a pessoa é vista como tendo componentes físicos, emocionais e cognitivos, e no centro deles estaria a essência do "ser", que é o elemento espiritual. O ambiente seria composto por elementos físicos, sociais, culturais e institucionais. Finalmente, as ocupações são classificadas nas seguintes categorias: autocuidado (cuidados pessoais, mobilidade funcional e gestão da comunidade), produtividade (trabalho remunerado ou não, gestão doméstica, escola e lazer) e lazer (recreação tranquila, recreação ativa e socialização).

Algumas das principais caraterísticas e pressupostos do CMOP (13) referem que o desempenho profissional:

- □ É um fenómeno vivido em vez de um fenómeno observado.
- □ É influenciado pelas funções, pelos componentes do desempenho e pelo ambiente.
- □ É uma caraterística humana, independentemente da idade, género ou deficiência.
- □ Inclui o desempenho, bem como a satisfação com o desempenho.

O processo pelo qual esse modelo pode ser implementado é com a utilização da Canadian Occupational Performance Measure - COPM ou Modelo Canadense de Desempenho Ocupacional - CMOP, desenvolvida em 2000 por Law *et al* e traduzida para o português brasileiro em 2009 por Magalhães L. C., Magalhães L. V. e Cardoso A. A. da Universidade Federal de Minas Gerais - UFMG (13). Esta escala foi criada para ser utilizada por terapeutas ocupacionais e tem como objetivo medir a autopercepção do paciente em relação à sua funcionalidade nas áreas de desempenho ocupacional.

Segundo os autores da escala (13), a medição é possível através de um questionário semi-estruturado, onde o cliente refere as actividades diárias que quer realizar, que precisa de realizar ou que se espera que realize. Em seguida, o cliente identifica quais dessas actividades são difíceis de realizar de forma satisfatória e classifica-as de acordo com uma escala que varia de 1 a 10, em que 10 representa a *maior importância* e 1 é *sem importância*. São selecionadas as cinco actividades mais importantes para o cliente e este classifica-as de 1 a 10, avaliando cada uma delas de acordo com o seu desempenho e satisfação. Neste momento da entrevista, o cliente avalia o seu desempenho em cada atividade de acordo com uma escala de 1 a 10, em que 1 significa *incapacidade de desempenho* e 10 é *capaz de o fazer muito bem.* O cliente avalia também a sua satisfação com o seu desempenho nas actividades, em que 1 representa *insatisfeito* e 10 *extremamente satisfeito*. Somando as pontuações de cada problema e dividindo o resultado pelo número de problemas, obtém-se a pontuação total para cada domínio (desempenho e satisfação).

A COPM é uma escala de avaliação que permite flexibilidade de formas e objectivos de aplicação, uma vez que, na investigação científica *propriamente dita*, pode ser utilizada em estudos longitudinais em que se avaliam as mudanças de pontuação, bem como em estudos transversais que se centram na análise qualitativa das actividades descritas e dos resultados.

O COPM, quando utilizado numa clínica terapêutica, permite avaliar a evolução do cliente em relação ao seu desempenho ocupacional. Os resultados encontrados nas diferentes aplicações (avaliação e reavaliação) podem ser comparados, obtendo-se um valor que representa a mudança do nível de desempenho ocupacional, sendo que mudanças de dois ou mais pontos são clinicamente significativas (13).

O desempenho e a satisfação são os factores que constituem o desempenho profissional. Algumas caraterísticas desta escala são medir os problemas identificados pelos próprios pacientes, considerar a satisfação do cliente com o seu desempenho ocupacional atual, ser utilizada com todos os grupos de incapacidade, entre outras. A COPM tem algumas vantagens quando comparada com outras avaliações: não tem tarefas fixas e é capaz de avaliar o cliente de acordo com a sua própria perspetiva, considerando o seu desempenho em tarefas que são culturalmente relevantes (13).

Trombly (14) concorda com a definição do termo *desempenho ocupacional* sugerida pelos autores do COPM. Segundo o autor, desempenho ocupacional é "a capacidade do indivíduo de realizar e ficar satisfeito com o que foi realizado nas actividades voluntárias da vida diária, no seu ambiente, estágio de desenvolvimento e papéis sociais".

Para Montilha (15)

> a área de reabilitação deve promover estudos sobre a prevenção de traumas oculares ou doenças que possam gerar deficiência visual ou mesmo cegueira na população, e estudos que abordem a grande necessidade de programas de reabilitação eficazes para o atendimento imediato das pessoas com deficiência visual de acordo com suas necessidades.

Na atuação profissional do terapeuta ocupacional, um dos objectivos de intervenção está relacionado com as capacidades do indivíduo, que são definidas por Trombly (14) como *competências que são suficientes ou adequadas* para responder à exigência de uma situação ou tarefa e que, quando mantidas, geram o sentimento de autossuficiência e autoestima.

Por conseguinte, para encorajar o doente a manter ou melhorar a sua qualidade de vida, é importante que, ao planear os programas terapêuticos, o objetivo seja a manutenção e a otimização das capacidades do doente e a sua satisfação na realização das suas tarefas de rotina.

A prática centrada no cliente em Terapia Ocupacional trabalha com pessoas com deficiência visual (11,12) para as ajudar a compreender e a lidar com medos e ansiedades, a praticar a orientação e a mobilidade, a aprender técnicas de orientação espacial e temporal, a aprender novas competências e a estimular as capacidades remanescentes, a realizar as suas actividades práticas da vida diária, a interagir socialmente, a adaptar-se ao meio ambiente e, finalmente, a trabalhar aspectos que tornarão estes indivíduos capazes e autoconfiantes para regressarem ativamente à vida em sociedade.

Montilha *et al* (16) afirmam que

> o objetivo da terapia ocupacional para pessoas com deficiência visual não se limita a avaliar e trabalhar a eficiência e funcionalidade visual, mas a melhorar a qualidade de vida dessas pessoas, tendo em conta o seu aspeto emocional, o seu contexto familiar e social, a sua história de vida, os seus interesses e expectativas.

As pessoas com deficiência visual, ao terem sua capacidade visual prejudicada, enfrentam novos problemas, como dificuldades sociais e econômicas e dificuldade em realizar as atividades de vida diária com independência e autonomia, o que resulta em um processo de possível perda da autoestima e do valor próprio (17). Combinando os contextos de diminuição do nível de desempenho e fragilidade emocional, esses indivíduos têm seu desempenho ocupacional afetado, tendo, assim, sua qualidade de vida prejudicada.

1.4 QUALIDADE DE VIDA E MÉTODOS DE ESTRATIFICAÇÃO

Atualmente, uma importante linha de pesquisa que norteia as ações da comunidade científica, principalmente aquelas decorrentes dos novos paradigmas das políticas e práticas de saúde no país, é o estudo da qualidade de vida (QV). Entretanto, avaliar e mensurar a qualidade de vida requer uma compreensão holística do ser humano e da sociedade, o que representa uma tarefa complexa, principalmente porque ainda não há uma definição consensual sobre o tema na comunidade científica.

Para que uma pesquisa científica sobre qualidade de vida apresente coerência e consistência, o pesquisador deve apresentar a definição do conceito que norteia o termo, e assim, escolher um instrumento que melhor o represente.

O termo qualidade de vida é um conceito de saúde multideterminado e subjetivo. Refere-se a uma construção social que se modifica de acordo com a história de vida do indivíduo, que engloba cultura, produtividade, construções de relações humanas, sistemas de valores, condições físicas e as próprias crenças de cada indivíduo que definem suas expectativas e preocupações. Como citado por Ferraz (18): "a qualidade de vida refere-se mais à perceção do indivíduo do que ao aspeto objetivo da saúde".

A OMS (19) criou o Grupo de Qualidade de Vida da Organização Mundial de Saúde - WHOQOL após constatar a falta de consenso sobre a forma de medir um conceito como a "qualidade de vida", que é amplamente discutido e está inserido em várias culturas sociais diferentes. Este grupo de estudo preocupou-se em encontrar uma definição para o conceito e, depois de reunir especialistas de todo o mundo, concordou que a qualidade de vida pode ser definida como a "perceção dos indivíduos da sua posição na vida no contexto da cultura e dos sistemas de valores em que vivem e em relação aos seus objectivos, expectativas, padrões e preocupações".

O Grupo WHOQOL também complementa a definição, afirmando que a complexidade do termo compreende seis domínios principais: saúde física, estado psicológico, níveis de independência, relações sociais, caraterísticas ambientais e padrão espiritual (19).

Existem duas formas de medir a qualidade de vida: através de instrumentos específicos e através de instrumentos genéricos.

Os instrumentos específicos têm a vantagem de poder detetar peculiaridades da qualidade de vida em determinadas situações e de avaliar alguns aspectos da qualidade de vida de forma específica e individual, como as funções física, sexual, fadiga e sono. Alguns exemplos destes instrumentos são o Vision Function Questionnaire (VFQ) e o National Eye Institute Visual Functioning Questionnaire (NEI VFQ-25), que são específicos para pessoas com deficiência visual. No entanto, têm a desvantagem de serem difíceis de compreender o fenómeno da qualidade de vida, a limitação de não se poderem aplicar os instrumentos em estudos que avaliem populações doentes e saudáveis, de forma a detetar informações relacionadas apenas com grupos específicos, não englobando factores que afectam a população em geral (20).

Os instrumentos genéricos englobam todos os principais aspectos relacionados com a saúde e podem estudar indivíduos da população em geral ou de grupos específicos. Permitem a comparação da qualidade de vida entre indivíduos saudáveis e indivíduos doentes ou com o mesmo tipo de deficiência. Ou seja, não foram concebidos com base em particularidades das condições de saúde ou de doença. Exemplos destes instrumentos são o Sickness Impact Profile (SIP), o Duke-UNC Health Profile (DUHP) e o The Medical Outcomes Study 36- item Short Form Health Survey (SF-36).

O questionário SF-36 teve origem noutro instrumento genérico de medição da qualidade de vida: O Medical Outcomes Study - MOS. Foi concebido por Ware e

Sherbourne em 1992. O MOS engloba 40 conceitos físicos e mentais, formado por 149 itens e testado em 22.000 pacientes (21).

O SF-36 é um instrumento multidimensional e os seus conceitos não são específicos de uma idade, doença ou grupo de tratamento. É aplicável por entrevista ou por autoavaliação e é fácil de gerir e compreender.

Este questionário é composto por 36 perguntas que abrangem 8 domínios: capacidade funcional (10 itens), aspectos físicos (4 itens), dor (2 itens), estado geral de saúde (5 itens), vitalidade (4 itens), aspectos sociais (2 itens), aspectos emocionais (3 itens), saúde mental (5 itens) e uma pergunta de aferição entre o estado de saúde atual do inquirido e o seu estado de saúde de há um ano.

O domínio *capacidade funcional* avalia as limitações de desempenho do indivíduo devido ao seu estado de saúde em actividades como aspirar, vestir-se ou caminhar vários quarteirões. O domínio de avaliação *aspectos físicos* engloba as limitações físicas que interferem com as actividades laborais e de vida diária do indivíduo. A avaliação do domínio *dor* é caracterizada por uma questão sobre a intensidade da dor e outra questão para medir a interferência da dor nas actividades de vida diária do inquirido. As questões de avaliação do domínio *estado geral de saúde* reflectem a auto-perceção da saúde, avaliando-a de excelente a muito má, além da opinião do inquirido sobre a sua prospeção. O domínio *vitalidade* indaga sobre os níveis de energia e fadiga. O domínio *aspectos sociais* analisa a interação social do indivíduo e se sua participação nessas atividades foi afetada por problemas de saúde. O domínio *aspectos emocionais* avalia as dificuldades no trabalho ou em qualquer outra atividade da vida diária devido a problemas emocionais. E, por fim, a avaliação do domínio *saúde mental*, que engloba as quatro principais dimensões de avaliação da saúde mental: ansiedade, depressão, alterações comportamentais ou falta de controlo emocional e bem-estar psicológico (22).

A avaliação da qualidade de vida pelo SF-36 não tem como objetivo encontrar um valor único, mas sim 8 pontuações para os domínios estudados. Os domínios são também avaliados separadamente quando se estudam as variáveis que podem influenciar a qualidade de vida (22).

O resultado é apresentado em pontuações que variam de 0 a 100 para cada um dos 8 domínios; em que 0 é o pior estado de saúde possível e 100 é o melhor (22).

Originalmente criado em inglês, o SF-36 foi validado no Brasil em 1997 por Ciconelli *et al* (23). O estudo transformou-se em tese de doutorado na Universidade Federal de São Paulo (UNIFESP) e teve como objetivo avaliar a tradução, adaptação cultural e propriedades de medida (confiabilidade e validade) do SF-36 em pacientes com artrite reumatoide. A conclusão da tese é que a tradução para o português do SF-36 é um parâmetro reprodutível e válido para ser utilizado na avaliação de pacientes com artrite reumatoide. No entanto, a medida tem sido aplicada a várias condições de saúde e tornou-se o instrumento de medição da qualidade de vida mais utilizado na comunidade científica.

O SF-36 foi documentado em mais de 4 000 publicações e 2 160 citações desde 1988. Foi utilizado para avaliar mais de 200 doenças e foi traduzido para mais de 40 línguas (24).

Entre as condições e doenças mais frequentemente estudadas com a ajuda do SF-36 contam-se a artrite, a lombalgia, a doença cardiovascular, o cancro, a doença pulmonar obstrutiva crónica, a diabetes, a doença gastrointestinal, a cefaleia, o VIH, a doença renal, a doença músculo-esquelética, a esclerose múltipla, a osteoartrose, o acidente vascular cerebral, o traumatismo, a doença vascular, os procedimentos cirúrgicos e aspectos da saúde da mulher (24). A deficiência visual é um tópico com muito poucas publicações de estudos que avaliam a qualidade de vida utilizando o SF-36.

Nobre *et al* (25) salientaram que o impacto na qualidade de vida do sujeito gerado pela deficiência visual pode ser minimizado pela identificação precoce dos distúrbios oculares, pelo planejamento de ações médicas curativas e pela reabilitação e estimulação da capacidade visual.

Montilha *et al* (15) salientam que

> A sociedade lida com os altos custos da falta de atenção à saúde visual, representados pela diminuição da produtividade da força de trabalho e pelos altos custos das ações de

reabilitação, além das conseqüências psicológicas, econômicas e sociais para o deficiente visual devido às restrições ocupacionais, redução de renda, perda de "status", autoestima e autoconfiança. Assim, a qualidade de vida é afetada, como se tem verificado, sobretudo nos países em desenvolvimento.

A multidimensionalidade da qualidade de vida justifica as várias formas de impacto na vida em sociedade. O ambiente em que cada indivíduo está inserido determina a sua qualidade de vida, assim como o seu nível de qualidade de vida determina a sua produtividade e a quantidade e qualidade das suas relações sociais (15).

Quais são as actividades que as pessoas com deficiência visual têm dificuldade em realizar de forma independente e como podem influenciar o seu desempenho profissional e a sua qualidade de vida? Como é que o desempenho profissional pode afetar a qualidade de vida das pessoas com deficiência visual? Como é que a reabilitação visual pode ajudar nestas questões?

Estas questões orientam o planeamento deste estudo, apoiando o desenvolvimento dos seus objectos.

2. OBJECTIVOS

2.1 OBJECTIVO GERAL

Identificar os níveis de desempenho ocupacional e de qualidade de vida em indivíduos com deficiência visual e identificar as relações entre os índices encontrados para cada um dos aspectos estudados.

2.2 OBJECTIVOS ESPECÍFICOS

Os objectivos específicos deste estudo foram os seguintes

a. Caracterizar as pessoas com deficiência visual que foram avaliadas para participar no programa de reabilitação visual;
b. Identificar quais as actividades da vida diária que, na opinião das pessoas entrevistadas, sofrem maior interferência da deficiência visual;
c. Medir a auto-perceção do desempenho profissional de indivíduos humanos com deficiência visual;
d. Medir o nível de qualidade de vida de indivíduos humanos com deficiência visual;
e. Comparar os índices encontrados sobre os aspectos de desempenho ocupacional e qualidade de vida, identificando suas relações.

3. MÉTODO

3.1 CONCEPÇÃO DO ESTUDO

Trata-se de um estudo descritivo e transversal, utilizado para estudar o perfil sociodemográfico dos participantes através de uma entrevista por questionário (Anexo II), a auto-perceção do desempenho ocupacional através da aplicação do Canadian Occupational Performance Measure - COPM (Anexo I) e a auto-perceção da qualidade de vida através da aplicação do SF-36 (Anexo II).

As pesquisas de inquérito caracterizam-se pela interrogação direta das pessoas cujo comportamento se pretende conhecer. Basicamente, as entrevistas são realizadas para recolher informações junto de um grupo de pessoas sobre as questões em estudo e, posteriormente, através de uma análise quantitativa, obter resultados de acordo com os dados recolhidos.

3.2 SÍTIO DE INVESTIGAÇÃO

O estudo foi realizado no Centro de Estudos e Pesquisas em Reabilitação "Dr. Gabriel Porto" - CEPRE, da Faculdade de Ciências Médicas - CMS, da Universidade Estadual de Campinas - UNICAMP.

3.3 ASPECTOS ÉTICOS DA INVESTIGAÇÃO

Este estudo foi aprovado pelo Comitê de Ética em Pesquisa da Faculdade de Ciências Médicas - CMS da Universidade Estadual de Campinas - UNICAMP sob o número 256/2010.

3.4 SUJEITOS DE INVESTIGAÇÃO

A amostra da pesquisa foi constituída por sujeitos com deficiência visual, com idade igual ou superior a 18 anos, que participaram do processo de avaliação do Programa de Reabilitação em Deficiência Visual do CEPRE, no período de agosto de 2011 a março de 2012.

3.4.1 CRITÉRIOS DE INCLUSÃO

Os critérios de inclusão neste estudo são os seguintes:

- Ter sido diagnosticado como cego ou como tendo baixa visão;
- Ter 18 anos de idade ou mais;
- Não ter iniciado o programa de reabilitação antes da recolha de dados;
- Ter um diagnóstico confirmado de deficiência visual há pelo menos um ano;
- Concordar e assinar o Formulário de Consentimento Livre e Esclarecido - FICF (Anexo I).

3.4.2 CRITÉRIOS DE EXCLUSÃO DOS SUJEITOS

Os critérios de exclusão deste estudo são os seguintes:

- Ter um diagnóstico de uma ou mais deficiências associadas à deficiência visual;
- Não concordar com a assinatura da FICF.

3.5 PROCEDIMENTO DE RECOLHA DE DADOS

As entrevistas de coleta de dados realizadas pela pesquisadora foram integradas ao processo de avaliação dos entrevistados realizado pela equipe do CEPRE - Unicamp, sendo este o primeiro contato dos entrevistados com o serviço. Nessa avaliação, o entrevistado foi inicialmente entrevistado pelo serviço social para a realização da anamnese social e, em seguida, por um dos profissionais interdisciplinares da equipe do serviço (terapeuta ocupacional, pedagogo especializado, professor de atividade de vida diária e psicólogo) para a avaliação das funções visuais do entrevistado e questões relacionadas ao seu cotidiano.

O processo de avaliação do CEPRE tem como objetivo identificar as necessidades e expectativas da pessoa e da sua família em relação à reabilitação. É verificado o diagnóstico oftalmológico para verificar se houve prescrição de dispositivos ópticos, não ópticos ou electrónicos pelo oftalmologista, e avaliada a possibilidade de outros dispositivos de tecnologia assistiva que possibilitem a melhoria da qualidade de vida das pessoas com deficiência visual. Também é observado como o entrevistado e sua família estão vivenciando a deficiência visual do ponto de vista emocional e o processo de inclusão social da pessoa com deficiência. Após o processo de avaliação, a equipe delineia as ações a serem tomadas, que podem ser: grupo de reabilitação interdisciplinar ou atendimento individual com profissionais da equipe de acordo com as necessidades identificadas na avaliação.

A entrevista de coleta de dados do estudo foi realizada previamente à avaliação da equipe interdisciplinar, em dias e horários reservados para o acolhimento de novos usuários, encaminhados ao CEPRE por outros serviços, como o Hospital das Clínicas da Unicamp e outras unidades de saúde da comunidade.

Primeiramente foi aplicado o questionário de anamnese (Anexo II), que permitiu a caraterização do perfil sócio-demográfico dos sujeitos, em seguida foi aplicado o COPM (Anexo I) para a mensuração da auto-perceção do desempenho ocupacional dos sujeitos e por fim, foi utilizado o SF-36 (Anexo II) para a obtenção de dados relacionados à auto-perceção da qualidade de vida dos entrevistados.

3.6 PROCEDIMENTO DE ANÁLISE DE DADOS

Os dados recolhidos foram codificados, tabulados e posteriormente analisados com recurso a ferramentas estatísticas. Toda a informação recolhida nas entrevistas foi incluída em folhas de cálculo do Microsoft Office Excel 2007 e posteriormente enviada a um bioestatístico profissional para análise e cruzamento de dados.

Para a análise estatística, os dados foram primeiramente analisados quanto à sua normalidade e homogeneidade pelos testes de Shapiro-Wilk e Levene. Para verificar se o sexo ou a prática profissional influenciariam as variáveis dependentes com distribuição normal (escores de capacidade funcional, saúde mental, vitalidade, aspectos sociais, estado geral de saúde, aspectos físicos, desempenho e satisfação) foi aplicado o Teste *t* de Student, e para verificar se o sexo e a prática profissional influenciaram outras variáveis (dor, aspectos sociais e aspectos físicos) foi realizado o teste de Mann-Whitney.

Para verificar se o nível de escolaridade e a idade (variáveis independentes) influenciaram todas as variáveis dependentes (escores de capacidade funcional, saúde mental, vitalidade, aspectos sociais, estado geral de saúde, aspectos físicos, desempenho, satisfação e dor) foram aplicadas ANOVAs *one-way* e, quando necessário, post-hoc de Tukey. Por fim, para avaliar a influência das variáveis categóricas entre si (se a deficiência visual e o nível de escolaridade influenciavam a prática profissional e se a deficiência visual estava relacionada com o nível de escolaridade) foram aplicados testes de Q-quadrado. Por fim, para avaliar se existe correlação entre todas as variáveis, foram aplicados os testes de correlação de Pearson e de Spearman, consoante a normalidade das variáveis.

Todos os testes foram realizados no *software Statistica 7.0* e as variáveis foram consideradas estatisticamente significativas quando $p < 0,05$.

4. RESULTADOS E DISCUSSÃO

Os resultados deste estudo não devem ser generalizados, pois descrevem a realidade apresentada nesta amostra. O objetivo da pesquisa foi criar uma discussão sobre a realidade cotidiana das pessoas com deficiência visual a partir de sua própria perspetiva. Essa discussão pode estimular a reflexão sobre o significado dos instrumentos atualmente utilizados na mensuração de conceitos subjetivos, como qualidade de vida e desempenho ocupacional para a população com deficiência visual.

4.1 DESCRIÇÃO DA POPULAÇÃO DA AMOSTRA

O estudo foi efectuado com uma amostra de 23 indivíduos com deficiência visual que nunca tinham frequentado um serviço de reabilitação.

Como se pode observar no quadro 1, a distribuição por género revela uma ligeira predominância das mulheres (52,2%), enquanto os homens representam 47,8%.

A idade dos inquiridos variava entre os 18 e os 84 anos. A maioria dos inquiridos (52,2%) pertencia ao grupo etário dos 39-59 anos e 26,1% dos inquiridos tinham idades compreendidas entre os 18 e os 38 anos. A média de idade foi de 46,7 anos, com desvio padrão de 17,6. Em outro estudo realizado em 2011 (27) com pessoas com deficiência visual que frequentaram o mesmo serviço (CEPRE), a amostra apresentou uma média de idade de 41 anos, valor próximo ao encontrado neste estudo.

Outro dado com resultados semelhantes entre os dois estudos é a frequência do tipo de deficiência visual encontrada entre os inquiridos. Neste estudo, a cegueira representa 26% dos casos e a baixa visão representa os 74% restantes, enquanto o outro estudo mostra 34,8% de casos de cegueira e 65,2% de casos de baixa visão (27). Estes dados também confirmam os achados apresentados pela OMS, que afirmam a existência de mais pessoas com baixa visão do que pessoas cegas no mundo (1).

Uma pesquisa realizada em 2009 sintetiza dois estudos populacionais transversais: o Estudo Ocular de São Paulo e o Estudo do Erro de Refração em

Estudantes. Esta pesquisa mostra que a prevalência de cegueira em idosos, considerando a acuidade visual, é de 1,51% diminuindo para 1,07% com a correção refrativa.

Quadro 1 Caraterísticas pessoais dos participantes no inquérito

Personal Characteristics		*f*	*%*	
Gender				n=23
	Male	11	47.8	
	Female	12	52.2	
Age				n= 23
	18 – 38	6	26.1	
	39 – 59	12	52.2	
	60 – 81	5	21.7	
Type of Visual Impairment				n= 23
	Low Vision	17	74	
	Blindness	6	26	
Educational Level				n= 23
	Incomplete Middle School	3	13	
	Complete Middle School	12	52.2	
	Complete High School	8	34.8	
Age of Onset of Visual Impairment				*n=19
	10 – 30	7	36.8	
	31 – 51	8	42.1	
	52 – 72	3	15.8	
	≥ 73	1	5.2	

*n= 19 devido à exclusão de 4 indivíduos com deficiência visual congénita, que serão descritos noutro quadro.

As causas mais comuns de cegueira em adultos mais velhos foram as doenças da retina, seguidas da catarata e do glaucoma (28).

Quanto ao nível de escolaridade dos inquiridos, a maioria completou o ensino secundário (52,2%), enquanto 34,8% completaram o ensino secundário e 13% não completaram o ensino secundário.

Outra variável analisada na pesquisa foi a idade de início da deficiência visual, considerando os casos não congênitos. Observou-se que a média de idade para o início da deficiência visual foi de 36,5 anos, e a faixa etária com maior prevalência foi a de 31 a 51 anos, representando 42,1% dos casos.

Os dados da Tabela 2 indicam que todos os participantes com cegueira eram casos de deficiência visual adquirida, representando 26% do total de respostas. Entre os participantes com baixa visão, quatro tinham deficiência visual congénita (17,3%) e treze deficiência visual adquirida (56,5%).

Table 2 Distribuição dos tipos de deficiência visual segundo as formas congénita e adquirida

n=23

Types of Visual Impairment	Congenital		Acquired	
	f	%	*f*	%
Blindness	0	0	6	26
Low Vision	4	17.3	13	56.5

Os quatro casos de baixa visão congénita encontrados no inquérito apresentaram três diagnósticos diferentes: coriorretinite toxoplásmica macular, catarata congénita e dois casos de doença de Stargardt (forma hereditária).

A toxoplasmose congénita gera grande impacto socioeconómico, principalmente nos casos em que a criança é diagnosticada com deficiência visual associada à deficiência intelectual . A toxoplasmose congénita e/ou as suas sequelas podem ser evitadas através da prevenção primária, que permite que a informação necessária chegue às grávidas susceptíveis, principalmente no que diz respeito às fontes de infeção. O rastreio serológico pré-natal (identificação da toxoplasmose gestacional o mais precocemente possível, seguido de tratamento antimicrobiano para evitar ou limitar a transmissão transplacentária, e diagnóstico e tratamento fetal) e o rastreio neonatal, seguido de tratamento antimicrobiano dos recém-nascidos infectados, podem evitar danos mais graves para estes (29).

Outro achado entre os participantes do estudo foi a catarata congénita, que é a causa mais frequente de cegueira em crianças, representando cerca de 10 a 30% dos casos, variando nas diferentes regiões do mundo (30).

Ainda em relação à cegueira congénita, os outros dois casos encontrados no inquérito foram formas hereditárias, diagnosticadas como Doença de Stargardt, uma doença hereditária autossómica recessiva. A distrofia macular de Stargardt foi descrita pela primeira vez pelo oftalmologista alemão Karl Stargardt, caracterizada pela redução progressiva e severa da visão central, sendo responsável por até 7% dos casos de distrofia macular. Geralmente inicia-se na primeira ou segunda década de vida (31).

Os seis casos de cegueira adquirida são neurite ótica, pseudoxantoma elástico, dois casos de retinopatia diabética, catarata e glaucoma. Os restantes treze indivíduos com baixa visão adquirida foram diagnosticados com coriorretinite toxoplásmica, catarata, retinite pigmentosa, queratite ulcerosa periférica, degenerescência macular relacionada com a idade, neurite ótica, descolamento da retina, glaucoma, síndrome da sela vazia, retinopatia diabética e sequelas de radioterapia no sistema nervoso central.

Considerando as causas de cegueira neste estudo, pode-se notar que algumas delas poderiam ser prevenidas. A cegueira evitável é definida como a cegueira que poderia ser prevenida por meios já conhecidos na comunidade científica. Entre as principais causas de cegueira evitável estão a catarata, os erros de refração (miopia, hipermetropia e astigmatismo), o glaucoma, a retinopatia diabética e a degenerescência macular relacionada com a idade (28).

Considerando que 75% dos casos de cegueira são evitáveis, a OMS lançou em

1999 a iniciativa Visão 2020: The Right to Sight (Visão 2020: O Direito à Visão) que tem por objetivo eliminar os casos de cegueira evitável no mundo até ao ano 2020 (28).

Uma diversidade de causas e diagnósticos apareceu na população estudada, enriquecendo a análise de suas caraterísticas pessoais. Os diagnósticos encontrados no estudo estão apresentados na Tabela 3. Doenças oculares conhecidas há muito tempo pela comunidade científica e pela sociedade em geral, bem como suas formas de prevenção e tratamento, tiveram freqüência significativa na amostra entrevistada, como a coriorretinite macular toxoplásmica (17,4%), a retinopatia diabética (13%) e a catarata (13%).

Estima-se que, em 2002 (28), a retinopatia diabética foi responsável por 5% da cegueira mundial, o que representa quase 5 milhões de pessoas cegas. À medida que a incidência da diabetes aumenta gradualmente ao longo dos anos, existe a possibilidade de mais pessoas virem a sofrer de complicações oculares e, se não forem devidamente controladas, podem resultar em danos visuais permanentes. A diminuição do risco de incidência e o controlo da progressão da retinopatia podem ser feitos através da gestão da glicemia.

Como pode ser observado na Tabela 3, um participante da pesquisa foi diagnosticado com Pseudoxantoma Elástico, uma doença genética rara, autossômica recessiva, caracterizada por alterações patológicas no tecido cutâneo, no sistema cardiovascular e nos olhos, resultantes do acúmulo tecidual de fibras elásticas fragmentadas e calcificadas nessas áreas. Os primeiros sinais são geralmente na pele, seguidos dos sinais clássicos da doença, como a calcificação vascular, que pode evoluir para placas ateromatosas em artérias de médio porte, e estrias angióides na retina, levando à perda progressiva da visão. Os possíveis danos sistémicos e oculares ocorrem mais frequentemente na terceira década de vida, mas também é possível que ocorram durante a infância (32).

Table 3 Diagnósticos dos participantes no inquérito

Diagnoses	*f*	%
Low Vision		n= 17
Macular Toxoplasmic Chorioretinitis	4	17.4
Cataract	2	8.7
Stargardt's Disease	2	8.7
Diabetic Retinopathy	1	4.3
Optic Neuritis	1	4.3
Glaucoma	1	4.3
Retinitis Pigmentosa	1	4.3
Peripheral Ulcerative Keratitis	1	4.3
Age-related Macular	1	4.3
Retinal Detachment	1	4.3
Empty Sella Syndrome	1	4.3
Sequelae from Radiotherapy on	1	4.3
Blindness		n= 6
Diabetic Retinopathy	2	8.7
Glaucoma	1	4.3
Cataract	1	4.3
Elastic Pseudoxanthoma	1	4.3
Optic Neuritis	1	4.3

A Tabela 4 refere-se à prática profissional. Nenhuma das pessoas com cegueira estava a trabalhar no momento das entrevistas e apenas 3 dos 17 sujeitos com baixa visão estavam em exercício profissional, representando 13% do total de inquiridos. As informações sobre o exercício ou não da profissão e o tipo de deficiência visual não foram estatisticamente significativas.

Table 4 Relação entre a prática profissional e o tipo de deficiência visual n=23

Professional Practice	Low Vision		Blindness		P-value
	f	%	*f*	%	
No	14	60.8	6	20	0.2698
Yes	3	13	0	0	

Os dados mostram que 87% dos entrevistados não estavam em exercício profissional no momento da entrevista. Neste cenário, é importante analisar estes dados de acordo com a seguinte perspetiva

> [...] a pessoa com deficiência visual enfrenta as dificuldades de inserção no mercado de trabalho de uma forma mais árdua do que os outros, devido ao facto de não ter as mesmas oportunidades que os outros indivíduos têm no que diz respeito à formação intelectual e profissional, não corresponde aos padrões de "beleza" comummente aceites e valorizados, aumentando a descrença na sua própria capacidade (33).

A relação entre o nível de escolaridade e o tipo de deficiência visual é apresentada na Tabela 5. Como se pode verificar, não houve participantes analfabetos e o nível de escolaridade mais elevado foi o "ensino médio completo", que representou 52,2% dos casos, sendo 43,5% dos inquiridos com baixa visão e 8,7% com cegueira.

Os entrevistados com ensino médio incompleto representaram 13% do total, sendo 8,7% com baixa visão e 4,3% com cegueira. Os outros 34,7% dos participantes completaram o ensino médio, sendo 21,7% participantes com baixa visão e 13% participantes cegos.

Table 5 Relação entre o tipo de deficiência visual e o nível de escolaridade

n = 23

Type of Visual Impairment	Incomplete Middle School		Complete Middle School		Complete High School		P-value
	f	%	*f*	%	*f*	%	
Low Vision	2	8.7	5	21.7	10	43.5	0.5558
Blindness	1	4.3	3	13	2	8.7	

Diante do exposto, há um espaço aberto para reflexão sobre o acesso de pessoas com deficiência visual ao mercado de trabalho, considerando a relação entre educação, trabalho e deficiência visual. Por exemplo, um estudo retrospetivo analisou prontuários de pacientes atendidos no CEPRE no período de maio de 2004 a abril de 2008 (27) e constatou que 50% dos pacientes não tinham completado o ensino fundamental e apenas 14,6% tinham completado o ensino médio. A presente pesquisa constatou um número maior de pessoas que completaram o ensino médio (52,2%), mostrando que, atualmente, a pessoa com deficiência visual pode estar mais preparada para trabalhar do que antes.

Apesar deste novo cenário, apenas 13% dos inquiridos estavam formalmente empregados durante este estudo e, quando comparados com os 9,2% do outro estudo, é evidente que a inclusão destas pessoas na força de trabalho não correspondeu ao seu nível de escolaridade.

A relação do indivíduo com o trabalho interfere no seu estado de saúde ou na sua qualidade de vida, devido à importância que as relações de trabalho assumem na constituição da identidade individual. Essa identidade individual é desenvolvida ao longo da vida e está associada à noção de alteridade. Lancman e Ghirardi (34) afirmam

> É no "olhar do outro" ser humano que nos constituímos como sujeitos. É na relação com o outro que nos reconhecemos no processo de busca de semelhanças e diferenças. As relações cotidianas permitem o desenvolvimento da identidade individual e social e é a partir das trocas materiais e afetivas que o sujeito vai construindo sua singularidade em meio às diferenças ao

longo da vida.

A vulnerabilidade social causada pelo desemprego, particularmente em pessoas com deficiência, dificulta o desenvolvimento das suas identidades individuais e sociais, especialmente porque têm dificuldade em interagir durante o processo de reconhecimento de semelhanças e diferenças, e durante a troca emocional e material com o outro.

Esses achados e as discussões que os permeiam merecem ser melhor investigados, promovendo assim o pleno exercício da cidadania das pessoas com deficiência visual.

O valor de p nas relações neste caso foi de 0,5558, permanecendo superior ao valor de referência (0,05), o que apresenta a relação entre o nível de escolaridade e a deficiência visual sem valor estatisticamente significativo.

4.2 ACTIVIDADES DA VIDA DIÁRIA E DESEMPENHO PROFISSIONAL

Conhecer a realidade cotidiana de uma população caracterizada por uma singularidade que implica amplamente em diferenças no desenvolvimento humano precoce e tardio, considerando as esferas psicomotora e sociocultural, em relação àqueles sem deficiência visual (35), tem impacto nos projetos terapêuticos, nas ações de saúde pública e na interface entre profissionais e usuários dos serviços de saúde.

Conhecer previamente as dificuldades diárias que ocorrem mais frequentemente no dia a dia e que alteram a funcionalidade dos deficientes visuais que procuram os serviços de reabilitação visual optimiza o tempo de tratamento e motiva os utentes e a sua família.

O COPM foi aplicado para caraterizar as actividades da vida diária que os inquiridos têm dificuldade em realizar e para medir o seu desempenho profissional.

As actividades referidas pelos inquiridos como difíceis de realizar foram organizadas em tabelas de acordo com a classificação ocupacional CMOP, que tem três categorias principais: auto-cuidados, produtividade e lazer. Cada categoria tem subcategorias: autocuidados - cuidados pessoais, mobilidade funcional e gestão da comunidade; produtividade - trabalho remunerado ou não, gestão doméstica, escola e lazer; e lazer - recreação tranquila, recreação ativa e socialização.

Na Tabela 6 estão listadas as atividades classificadas pelos participantes como difíceis de serem realizadas, referentes à categoria Atividades de Autocuidado e suas subcategorias, bem como a frequência com que aparecem nos relatórios.

Podemos notar que a atividade "escolher roupa" na subcategoria de *cuidados pessoais* foi a atividade mais mencionada (foi mencionada seis vezes). Esta atividade requer determinadas competências das pessoas com deficiência visual, como a discriminação de cores, texturas e modelos. A segunda atividade mais mencionada foi "colocar pasta de dentes na escova de dentes", que requer uma boa orientação espacial e esquema corporal.

Foram citadas duas actividades relacionadas com a subcategoria *mobilidade funcional*: "encontrar objectos" e "descer escadas"; ambas foram mencionadas apenas uma vez.

As actividades mais frequentemente mencionadas pelos inquiridos encontram-se na subcategoria de *gestão da comunidade*. "Apanhar o autocarro" foi mencionado doze vezes e "andar sozinho na rua" foi mencionado oito vezes. Isto mostra que as pessoas com deficiência visual têm muita dificuldade em utilizar os transportes públicos e até se sentem inseguras para andar nos passeios e atravessar as ruas de uma cidade (terceira atividade mais mencionada, foi citada duas vezes).

Table 6 Actividades de autocuidado consideradas difíceis de realizar

n=23*

Self-care Activities	*f*	%
Personal Care		
Choosing clothes	6	7.7
Putting toothpaste onto the toothbrush	2	2.5
Putting fixing cream on the dental prosthesis	1	1.3
Managing medication	1	1.3
Taking a shower	1	1.3
Pouring a glass of water	1	1.3
Functional Mobility		
Finding objects	1	1.3
Climbing down stairs	1	1.3
Community Management		
Catching the bus	12	15.3
Walking by yourself on the street	8	10.2
Crossing the street	2	2.5
Checking prices of goods in stores	1	1.3
Reading signs on the street	1	1.3
Using a digital and an analog watch	1	1.3
Using a landline phone and a cell phone	1	1.3
Banking	1	1.3

1 Respostas múltiplas

Quanto à categoria *produtividade*, apresentada na Tabela 7, foram citadas actividades relacionadas com as subcategorias *gestão doméstica e jogo/escola*. Oito inquiridos relataram dificuldades em "cozinhar", seis relataram dificuldades em "varrer a casa", quatro citaram "lavar e passar a roupa", dois citaram dificuldades em "lavar a louça", dois em "servir um prato", um relatou dificuldades em "efetuar pequenas reparações domésticas" e "fazer a cama".

A única atividade mencionada que se refere à vida académica foi "seguir o discurso do professor".

Quadro 7 Actividades produtivas mencionadas como difíceis de realizar

n=23*

Productivity	*f*	%
Housekeeping Management		
Cooking	8	10.2
Sweeping the house	6	7.7
Washing and ironing clothes	4	5.1
Doing the dishes	2	2.5
Serving up a dish	2	2.5
Performing minor home repairs	1	1.3
Making the bed	1	1.3
Playing/School		
Following the teacher's speech	1	1.3

* Respostas múltiplas

A Tabela 8 apresenta as atividades citadas como difíceis de serem realizadas referentes à categoria *lazer*. A atividade mais citada foi "ler", seguida de "escrever", ambas relacionadas à subcategoria *recreação tranquila*. A "pesca" foi citada uma vez, e caracteriza uma atividade da subcategoria *recreação ativa*.

Tabela 8 Actividades de lazer mencionadas como difíceis de realizar

n=23*

Leisure	*f*	%
Quiet Recreation		
Reading	7	9
Writing	3	3.8
Watching tv	1	1.3
Active Recreation		
Fishing	1	1.3

* Respostas múltiplas

No total, 28 actividades incluídas nas categorias de auto-cuidado, produtividade e lazer foram citadas pelos participantes como difíceis de realizar, totalizando 76 respostas múltiplas. A distribuição destas actividades nas categorias de desempenho profissional está ilustrada na Figura 1 e a distribuição das actividades de acordo com as subcategorias de desempenho profissional pode ser vista na Figura 2 abaixo.

Figura 1 Distribuição das actividades citadas de acordo com as categorias de desempenho profissional

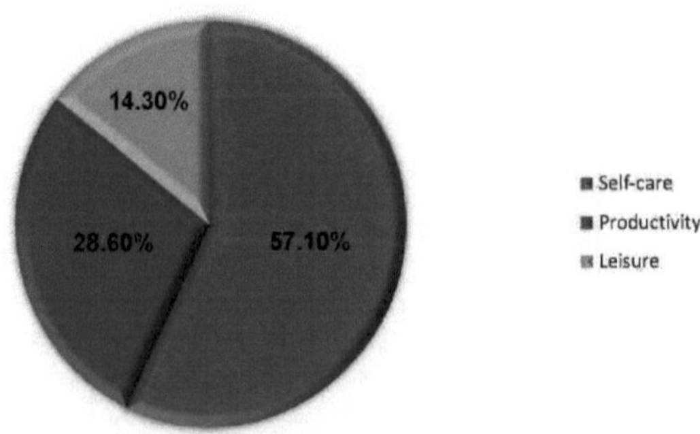

A Figura 2 mostra ainda que as subcategorias que mais apareceram nos relatos dos inquiridos foram a *gestão doméstica,* componente da categoria produtividade, e *a*

gestão comunitária, componente da categoria auto-cuidados.

Figura 2 Distribuição das Actividades Citadas de acordo com as Subcategorias de Desempenho Ocupacional

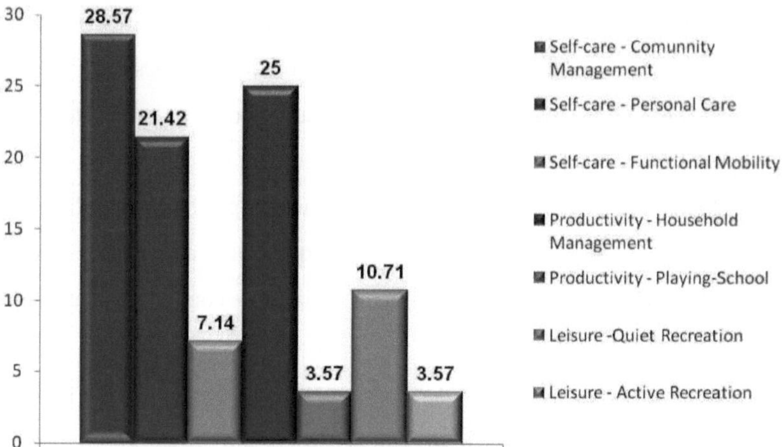

Para além da deficiência visual inerente a esta população, pode dizer-se que a falta de adaptação dos ambientes, utensílios e transportes colectivos urbanos, dificulta às pessoas com deficiência visual a realização de muitas das actividades citadas de forma independente. Estas actividades são: apanhar o autocarro, andar sozinho na rua, atravessar a rua, verificar os preços das mercadorias nas lojas, descer escadas, ler os sinais na rua e utilizar a caixa multibanco ou o banco.

As queixas relativas ao desempenho eficiente destas actividades podem ser trabalhadas num programa de reabilitação centrado na orientação e na mobilidade. Neste contexto, *a orientação* pode ser definida como o processo de utilização dos sentidos remanescentes para perceber a posição do próprio corpo e também como se processa a interação com outros objectos significativos ou pessoas circundantes. *A mobilidade* pode ser entendida como a capacidade de se deslocar com eficiência, segurança e conforto em áreas de convivência, através da utilização dos sentidos remanescentes. Os restantes sentidos, quando se trata de uma deficiência visual, envolvem percepções sensoriais não visuais, tais como estímulos auditivos, tácteis, olfactivos, cinestésicos, vestibulares e de memória muscular (36).

Além disso, os aspectos ambientais têm grande impacto na questão da orientação e mobilidade das pessoas com deficiência visual. Hoje em dia, existem alguns recursos já conhecidos que facilitam a mobilidade dos deficientes visuais, como os sinais sonoros de trânsito (ATS), os pisos tácteis, a largura dos passeios, bem como a extração de obstáculos de trânsito ao longo do percurso, como postes, telefones públicos, árvores, jardins e caixotes do lixo mal colocados; ou ainda sistemas adaptativos como o Braille, bem como dispositivos áudio e auscultadores que permitem a utilização de caixas multibanco, mas que não são frequentemente utilizados.

A Orientação e *Mobilidade*, inserida num programa de reabilitação visual, pode ser desenvolvida pelo terapeuta ocupacional, que centra a sua intervenção na avaliação funcional e nas formas de interação do indivíduo com o meio ambiente nas suas diferentes esferas (37).

As dificuldades de *desempenho* ocupacional referidas pelos participantes deste estudo no momento das entrevistas mostram que eles poderiam beneficiar de um programa de reabilitação visual porque, na maioria dos casos, inclui: actividades que podem ser apoiadas por utensílios adaptados de baixa tecnologia, bem como técnicas para desenvolver competências já existentes num programa deste tipo, e ferramentas utilizadas principalmente por profissionais de Terapia Ocupacional como estratégias de habilitação ou reabilitação.

O Terapeuta Ocupacional realiza acções de dramatização das actividades de rotina diária do utente e, através da análise dessas actividades, identifica as suas dificuldades ou limitações e propõe soluções que beneficiem a autonomia e a independência e que sejam coerentes com a realidade sócio-cultural do sujeito em questão. Benetton (38) salienta que, numa análise das actividades, é possível conhecer as técnicas necessárias para a sua execução, determinar os seus componentes, adaptá-los para fins terapêuticos, compreender a sua natureza, conhecer antecipadamente as actividades apropriadas a cada deficiência e, finalmente, identificar antecipadamente o seu potencial terapêutico quanto aos aspectos físicos, psicológicos e sociais.

Neste cenário, a reabilitação visual visa alcançar o máximo potencial residual visual do indivíduo, optimizando, de forma adaptada, a sua autonomia e independência no processo de habilitação ou reabilitação em actividades básicas e produtivas e recreativas da vida diária, proporcionando segurança e confiança no uso integrado dos sentidos remanescentes (11, 13,15).

Uma equipa interdisciplinar de reabilitação visual - como a do CEPRE - pode ser constituída por terapeutas ocupacionais, oftalmologistas, psicólogos, pedagogos especializados em dispositivos ópticos e não ópticos, especialistas em recursos informáticos, terapeutas da fala e assistentes sociais; tendo sempre presente que o principal objetivo do programa de reabilitação é integrar as diferentes áreas de especialização na intervenção terapêutica, abandonando assim a perspetiva fragmentária por uma conceção integrada do ser humano (39).

No entanto, uma barreira significativa que ainda existe na vida quotidiana das pessoas com deficiência, quer física quer intelectual, é o estigma ainda presente na sociedade.

Os relatos de 12 dos 23 participantes em geral, enfatizando sua dificuldade em utilizar o sistema de ônibus da cidade, foram um aspeto importante. Além das dificuldades visuais e da falta de sistemas adaptados nos carros e/ou inadequação em relação ao processo de desenvolvimento de ferramentas tecnológicas que favoreçam a inclusão social dessa população, os deficientes visuais não conseguem identificar as linhas do ônibus que se aproxima (pela audição ou pela visão residual) ou mesmo não percebem a aproximação do veículo a tempo. Dependem e precisam de contar com outras pessoas na paragem de autocarro para se orientarem e, quando sozinhos, precisam da compreensão dos motoristas ou dos assistentes de autocarro para se orientarem. No entanto, muitas vezes relatam a falta de paciência e de capacidade de lidar com a situação por parte desses profissionais ou de quem espera na paragem. Nesses casos, o ambiente não ofereceu as condições necessárias para o desenvolvimento ou manutenção da independência dessas pessoas, com o agravante da manifestação do estigma que envolve a deficiência visual.

Em 1963, Goffman (40) abordaria *o estigma* em seus fundamentos, definição e alcance dentro da sociedade, tanto na perspetiva do indivíduo estigmatizado quanto daqueles com quem ele poderia compartilhar a vida social. O autor faz uma interessante observação sobre *os estranhos*, ou indivíduos estigmatizados, que muitas vezes sofrem com a interpretação dos indivíduos então considerados normais.

> Enquanto um estranho está presente diante de nós, pode surgir a evidência de que ele possui um atributo que o torna diferente de outros na categoria de pessoas disponíveis para ele ser [...] Ele é assim reduzido nas nossas mentes de uma pessoa completa e habitual a uma pessoa manchada, com desconto. Tal atributo é um estigma, especialmente quando o seu efeito de descrédito é muito extenso; por vezes, também é chamado de falha, defeito, desvantagem. Constitui uma discrepância especial entre a identidade social virtual e a atual.

Um relato retirado do mesmo livro comenta como um cego pode ser compreendido e como essa forma de compreensão leva a um comportamento inadequado, criando situações embaraçosas para ambas as partes envolvidas.

> Para alguns, pode haver hesitação em tocar ou guiar o cego, enquanto para outros, a perceção da incapacidade de ver pode ser generalizada numa gestalt de deficiência, de modo que o indivíduo grita com o cego como se fosse surdo ou tenta levantá-lo como se fosse aleijado. As pessoas que se confrontam com os cegos podem ter toda uma série de crenças ancoradas no estereótipo.

A OMS (6) salienta que o ambiente em que uma pessoa vive tem um grande impacto na experiência e na extensão da sua deficiência. Os ambientes inacessíveis geram deficiências ao criarem barreiras à participação e à inclusão. Neste sentido, o ambiente pode ser modificado para beneficiar a saúde, prevenir as deficiências e melhorar os resultados finais da pessoa com deficiência.

> Essas mudanças podem ser introduzidas por legislação, alterações políticas, desenvolvimento de capacidades ou desenvolvimentos tecnológicos que conduzam, por exemplo, a: conceção acessível do ambiente construído e dos transportes; sinalização para beneficiar as pessoas com deficiências sensoriais; serviços de saúde, reabilitação, educação e apoio mais acessíveis; mais oportunidades de trabalho e emprego para pessoas com deficiência.

Considerando as barreiras sociais existentes e as limitações de cada indivíduo, é importante refletir sobre onde se encontram as deficiências e limitações - quer na pessoa até agora considerada deficiente visual, quer no seu ambiente social. Omote (41) afirma que "as deficiências também devem ser vistas como uma consequência dos modos de funcionamento do grupo social e não apenas como atributos inerentes às pessoas identificadas como deficientes".

No que diz respeito ao desempenho ocupacional, este estudo encontrou baixos níveis de desempenho e satisfação, medidos pelos participantes através de uma avaliação de autoavaliação proposta pela COPM. Esses dados são apresentados na Tabela 9. As notas variaram de 1 a 10 tanto para o *desempenho* quanto para a *satisfação*, sendo 1 a pior nota e 10 a melhor nota.

Os valores das médias finais de *desempenho* e *satisfação* foram 3,9 e 3,8, respetivamente. Estes resultados mostram que, na auto-perceção dos sujeitos, eles têm muita dificuldade em realizar atividades básicas do seu dia a dia e que esta dificuldade interfere significativamente nas suas questões emocionais, como a satisfação que sentem em ser ativos.

Os índices de baixa *satisfação* relacionados ao desempenho podem fazer com que as pessoas com deficiência visual percam a motivação em manter uma postura ativa em suas próprias vidas ou na vida daqueles com quem se relacionam. Além do desempenho prejudicado, outro fator que pode ter contribuído para os baixos índices de satisfação é o processo de estigma internalizado, ou seja, a pessoa se reconhece como estigmatizada, o que provoca diminuição da autoestima e da auto-eficácia, percepções de descrédito, perspectivas limitadas de recuperação e restrição das redes sociais (10).

Os domínios *desempenho* e *satisfação*, que compõem o chamado desempenho ocupacional, também foram elencados e analisados em conjunto com algumas variáveis de caraterísticas pessoais dos participantes como sexo, nível de escolaridade, prática profissional e tipo de deficiência visual.

Tabela 9 Resultados sobre a auto-perceção do desempenho e da satisfação

n=23

Participants	Average (SD)	
	Performance	Satisfaction
I	5 (2.8)	5 (0)
II	3.8 (3)	4 (2.3)
III	2.6 (0.5)	1 (0)
IV	2.2 (3)	1 (2.2)
V	10 (0)	5 (0)
VI	2.2 (2.8)	3.8 (2.3)
VII	5 (3)	4.3 (5)
VIII	7.5 (0.7)	4.5 (3.5)
IX	5.5 (0.7)	5.5 (0.7)
X	9 (0)	9 (0)
XI	1.4 (0.5)	2.7 (1.7)
XII	3.6 (2.4)	3.6 (2.6)
XII	1 (0)	1 (0)
XIV	6 (1.4)	7.5 (0.7)
XV	1 (0)	7.5 (3.5)
XVI	3.4 (1.7)	3.2 (2)
XVII	4.8(1.7)	1.4 (0.8)
XVIII	1 (0)	5 (0)
XIX	2.7 (2.2)	1.7 (1.5)
XX	4 (1)	3.4 (0.9)
XXI	3.6 (2.4)	3.6 (1.9)
XXII	2 (1.7)	1.6 (0.9)
XXIII	3 (2.3)	2 (2)
Average and General SD	**3.9 (2.5)**	**3.8 (2.1)**

No que diz respeito às relações entre o género e os níveis de *desempenho* e *satisfação*, não foram encontrados dados estatisticamente relevantes, uma vez que o valor de *p* se manteve superior a 0,05. Os resultados podem ser analisados na Tabela 10.

Table 10 Relação entre o Género e os Níveis de Desempenho e de Satisfação

n=23

Domains	Average (SD)		P-Value
	Female	Male	
Performance	3.6 (2.6)	4 (2.4)	0.7012
Satisfaction	3.5 (2.3)	4 (2.1)	0.5391

Os inquiridos do sexo masculino demonstraram melhores indicadores tanto no que diz respeito ao *desempenho* como à *satisfação*, mas com pequenas margens de diferença em relação às inquiridas do sexo feminino, 0,4 para o *desempenho* e 0,5 para a *satisfação*.

Table 11 apresenta os dados relativos à relação entre a idade, o desempenho e a satisfação. Não se verificou qualquer diferença estatisticamente significativa no cruzamento destes dados.

Table 11 Relação entre a idade e os níveis de desempenho e Satisfação

n=23

Domains	Average (SD)			P-Value
	18 - 38	39 - 59	60 - 81	
Performance	5.4 (3.2)	3 (1.5)	4.5 (3.3)	0.0742
Satisfaction	3.6 (1.3)	3.2 (2.2)	5.3 (2.4)	0.1032

No entanto, numa breve análise, verifica-se que o melhor resultado no que respeita ao *desempenho* se enquadra no grupo com idades compreendidas entre os 18 e os 38 anos, enquanto o melhor resultado no que respeita à *satisfação* se refere ao grupo etário dos 60-81 anos. O grupo com os piores resultados, tanto para o *desempenho* como para a *satisfação*, foi o grupo com idades compreendidas entre os 39 e os 59 anos.

Outra variável relacionada com os níveis de *desempenho* e *satisfação* foi o nível de escolaridade. Esta relação não apresentou significância estatística, ou seja, os diferentes níveis de escolaridade dos inquiridos não afectaram a sua auto-perceção do desempenho profissional, como se pode verificar na Tabela 12.

Table 12 Relação entre o Nível de Escolaridade e os Níveis de Desempenho e de Satisfação

n=23

Domains	Average (SD)			P-Value
	Incomplete Middle School	Complete Middle School	Complete High School	
Performance	3.2 (0.7)	4.2 (2.8)	3.6 (2.4)	0.8015
Satisfaction	2.1 (1.2)	3.9 (2.5)	4.2 (1.7)	0.3689

Os índices de *desempenho* e *satisfação* dos respondentes com ensino médio incompleto foram os mais baixos - 3,2 e 2,1, enquanto a satisfação dos que concluíram o ensino médio (4,2), bem como o desempenho dos que concluíram o ensino fundamental (4,2) apresentaram os melhores índices.

Este estudo encontrou uma diferença estatisticamente significativa ($p = 0{,}0139$) na relação entre os níveis de *desempenho* e *satisfação* e o tipo de deficiência visual dos inquiridos (Tabela 13).

Table 13 Relação entre o Tipo de Deficiência Visual e os Níveis de Desempenho e Satisfação

n=23

Domains	Average (SD)		P-Value
	Low Vision	Blindness	
Performance	*4.2 (2.4)*	*1.8 (1)*	*0.0139*
Satisfaction	4.2 (2.3)	2.6 (1.4)	0.1517

A média encontrada em relação à auto-perceção do desempenho entre os inquiridos cegos foi de 1,8, enquanto a média entre os inquiridos com baixa visão foi de 4,2 - uma diferença que revela a importância do resíduo visual na manutenção da independência e funcionalidade desta população. Assim, pode-se concluir que os participantes com baixa visão auto-avaliaram melhor o seu próprio desempenho nas actividades da vida diária quando comparados com os participantes com cegueira total.

A importância do resíduo visual no desenvolvimento ou manutenção de habilidades já foi estudada, comprovando que ele auxilia na formação e organização do espaço; na coordenação de movimentos; na mobilidade e locomoção; na relação com o ambiente, objetos e pessoas; na leitura e escrita; entre outras habilidades (42).

Os níveis de satisfação não revelaram diferenças significativas entre os inquiridos com baixa visão e cegueira.

Os conceitos de *desempenho* e *satisfação* estão intimamente relacionados, pois só é possível avaliar *a satisfação* quando esta ocorre em relação à qualidade do desempenho. Através da análise estatística revelou-se que existe diferença entre as pessoas com baixa visão e cegueira no que diz respeito à forma como realizam as actividades. No entanto, independentemente das diferenças na operacionalização das actividades, a auto-perceção dos sentimentos vivenciados (i.e. satisfação) no seu quotidiano não difere entre as duas categorias. A limitação funcional, tanto nas pessoas com cegueira como nas pessoas com baixa visão, foi percepcionada independentemente da sua intensidade, afectando a satisfação destes indivíduos de forma semelhante.

Na Tabela 14, podem ver-se os dados sobre a relação entre *desempenho* e *satisfação* de acordo com o facto de se estar (ou não) profissionalmente ativo na altura das entrevistas.

Mais uma vez, o estudo não encontrou diferenças estatisticamente significativas entre os níveis *de desempenho* e *satisfação* dos inquiridos e o facto de estarem (ou não) profissionalmente activos. Para os participantes deste estudo, o facto de estarem ou não a trabalhar não teve qualquer efeito na auto-perceção do *desempenho* e da *satisfação* nas suas actividades da vida diária, incluindo as produtivas.

Table 14 Relação entre a Prática Profissional e os Níveis de Desempenho e de Satisfação

n=23

Domains	Average (SD)		P-Value
	No	Yes	
Performance	3.8 (2.5)	4.3 (2.8)	0.7754
Satisfaction	4 (2.2)	2.4 (1.8)	0.251

Os baixos níveis de desempenho encontrados no estudo podem contribuir para que essas pessoas não estejam à procura de emprego, pois também se sentem insatisfeitas com sua funcionalidade. Essa reflexão é ainda favorecida pelo fato de essas mesmas pessoas apresentarem bons níveis de escolaridade, o que poderia ser um incentivo para buscar a inclusão no mercado de trabalho.

4.3 QUALIDADE DE VIDA

A qualidade de vida é um termo utilizado para descrever um fenómeno subjetivo humano, por englobar aspectos físicos como a mobilidade, os sentidos, a resistência e a força; aspectos emocionais como a motivação, a satisfação, o desânimo, a ansiedade e o stress; e aspectos sociais representados pela participação ativa em grupos e comunidades, relações familiares e relações afectivas.

Medir numericamente tal complexidade fenomenológica humana requer uma estratégia sensível e fiel à realidade do entrevistado, englobando todas as esferas contextuais explicitadas acima, além de considerar que a singularidade de cada indivíduo pode contribuir para a entrevista, agregando informações, conceitos e opiniões diferentes daqueles que embasam o instrumento aplicado.

Neste estudo, o instrumento de avaliação utilizado para medir *a qualidade de vida* foi o SF-36. Os resultados são constituídos por uma pontuação que pode variar entre 0 (zero) e 100 (cem), em que 100 é o melhor resultado possível e 0 é o pior.

O questionário SF-36 tem uma pergunta de comparação sobre a auto-perceção da saúde no momento da entrevista e as condições de um ano antes. Essa questão não faz parte do cálculo final dos resultados para os domínios avaliados pelo do questionário. A frequência das respostas compõe a Tabela 15.

A grande maioria dos participantes (43,4%) respondeu que considerava o seu estado de saúde "quase o mesmo" em comparação com o ano anterior. A restante frequência de respostas foi distribuída na seguinte proporção: 7,4% como "ligeiramente melhor" (assim como "um pouco pior"); 3% como "muito pior"; e 8,7% como "muito melhor".

Considerando a idade média dos participantes (46,7 anos) e a idade média de início da deficiência (36,5 anos), verifica-se um intervalo de tempo de 11 anos. Isto significa que, em média, os inquiridos já viviam com a deficiência há mais de uma década e a sua condição clínica poderia estar estabilizada. Isto pode ter contribuído para o facto de, na maioria dos casos, não ter havido qualquer diferença na sua auto-perceção da saúde no último ano.

Table 15 Respostas à pergunta comparativa sobre a auto-perceção relacionada com a saúde

n=23

Answer	*f*	%
Much better	2	8.7
A little better	4	17.4
Almost the same	10	43.4
A little worse	4	17.4
Much worse	3	13

A partir das pontuações de cada participante, referentes aos domínios que compõem o SF-36, foram calculadas as médias finais de cada domínio, que, na Tabela 16, estão dispostas em ordem decrescente.

Diferentemente dos resultados encontrados com a aplicação do COPM, que demonstram baixos níveis de *desempenho* nas atividades de vida diária entre a população entrevistada, destaca-se que a maior média entre os domínios avaliados está na *capacidade funcional* (75,8).

É de salientar que os conceitos subjacentes a cada um dos instrumentos aplicados diferem entre si. O COPM considera e avalia a funcionalidade do inquirido em actividades que podem ser cultural e contextualmente relevantes. No que diz respeito ao SF-36, sendo um questionário fechado, avalia actividades pré-determinadas como correr, levantar objectos pesados, jogar à bola, varrer a casa, subir vários lanços de escadas, ajoelhar-se, tomar banho, vestir-se, andar vários quarteirões, entre outras. Além disso, no COPM, o entrevistado é solicitado a pontuar as atividades que tem dificuldade em realizar, o que faz com que o resultado seja baseado na mensuração de dados significativos e não em dados derivados da avaliação de atividades que não são problemáticas para o sujeito.

Table 16 Resultados finais de cada domínio de qualidade de vida abrangido pelo SF-36

n=23

Domains	Average (SD)
Functional Capacity	75.8 (19.4)
Vitality	69.1 (22.5)
Mental Health	64.8 (22.9)
General Health State	63.5 (24.9)
Social Aspects	60.8 (33.7)
Pain	53.3 (29)
Emotional Aspects	43.4 (40.7)
Physical Aspects	23.9 (34.1)

Os domínios *vitalidade* (69,1), *saúde mental* (64,8), *estado geral de saúde* (63,5) e *aspectos sociais* (60,8) obtiveram índices superiores a 60 e são, por isso, os domínios em que os inquiridos melhor avaliam a sua qualidade de vida, a seguir à *capacidade funcional*.

O domínio *vitalidade* aborda questões como sentir-se cheio de energia, vigor e vontade, bem como sentimentos de exaustão e fadiga. A média global deste domínio, 69,1, leva-nos a pensar que, no momento da entrevista, apesar da grande maioria dos inquiridos ser profissionalmente inativa e sentir pouca satisfação na realização das suas actividades rotineiras, estes não estariam desmotivados e cansados para continuar a esforçar-se por manter ou melhorar a sua qualidade de vida, apesar da deficiência visual e das dificuldades relacionadas com esta condição.

Outro resultado encontrado foi relacionado aos níveis de *saúde mental* dos participantes, com uma média geral de 64,8. Os itens que compõem a avaliação deste domínio são: sentir-se feliz ou não, sentir-se nervoso, deprimido, tranquilo ou calmo. Pode-se supor que os baixos níveis de *satisfação* em relação ao desempenho nas atividades de vida diária alcançados com a aplicação do COPM não interferem significativamente no estado de saúde mental dos indivíduos.

A avaliação do domínio *estado geral de saúde* é composta por uma questão sobre como o sujeito avalia a sua saúde, e outras quatro questões que compreendem a perceção e a prospeção atual que tem da sua própria saúde. Os participantes do estudo obtiveram uma média geral de 63,5 neste domínio e é importante ressaltar que, de acordo com as experiências vivenciadas no centro de reabilitação visual e no cenário deste estudo, os indivíduos com baixa visão ou cegueira acreditam que a deficiência visual não caracteriza um déficit de saúde, mas que essas condições compõem um quadro diferencial de formas de funcionalidade. Mencionam que, às vezes, sentem-se mais capazes do que aqueles que enxergam, no que se refere ao uso de outros sentidos, como a audição e o tato.

A categoria *aspectos sociais* constitui um domínio e é avaliada pelo SF-36 através de perguntas sobre o modo como a saúde física ou os problemas emocionais interferem nas actividades sociais comuns ou esporádicas. A média geral dos entrevistados neste domínio foi de 60,8. Resultado semelhante foi encontrado em um estudo realizado por *Lima et al* em 2010 (43), que utilizou o SF-36 para medir a qualidade de vida entre adultos com deficiência visual, detectando a nota 62,7 para o domínio *aspectos sociais*. Esses resultados mostram que problemas físicos como a baixa visão ou cegueira podem prejudicar as relações interpessoais desses sujeitos nas diversas esferas sociais. Nesse estudo, os autores sugerem que a prática de esportes poderia melhorar as relações sociais, pois os deficientes visuais entrevistados que também eram atletas obtiveram nota 80,6 nesse domínio.

O domínio *aspectos emocionais* foi o segundo domínio que obteve a menor média (43,4). Pode-se supor que o baixo nível de desempenho ocupacional esteja relacionado a esse resultado, pois a dependência de outros para a realização de atividades ou tarefas cotidianas pode ser avaliada emocionalmente de forma negativa. Esses sentimentos são verificados em um estudo que fala sobre a internalização do estigma (10). Os autores referem que os sentimentos de vergonha, culpa, angústia, raiva e auto-condenação são comuns em pessoas que concordam com os estereótipos negativos sobre a sua perturbação e os aplicam a si próprias. Neste domínio, o questionário examina a quantidade de tempo dedicado ao trabalho ou a outras tarefas, a quantidade de tarefas realizadas e a ponderação com que realizaram essas actividades.

O domínio *aspectos físicos* obteve o menor índice médio (23,9) entre os entrevistados, fato que é coerente com o tipo de deficiência existente nesta população. Nota-se que a condição física dos indivíduos com deficiência visual é o fator que mais contribuiu para o declínio do nível de qualidade de vida. Os aspectos analisados neste domínio são os mesmos que os examinados no domínio *aspectos emocionais*, porém, na perspetiva de como as condições físicas influenciam o tempo dedicado ao trabalho ou a outras tarefas, a quantidade de atribuições e a ponderação com que as realizam. Outro estudo (43) que aplicou o SF-36 para investigar a qualidade de vida de adultos com deficiência visual, atletas e não atletas, também encontrou níveis baixos para o domínio *aspectos físicos* (51,6) em pessoas sedentárias; embora tenha encontrado níveis altos para o mesmo domínio em entrevistados que praticavam desporto (93,1). Esta informação sugere que a auto-perceção dos aspectos físicos e consequentemente o nível de qualidade de vida das pessoas com deficiência visual podem ser optimizados com a prática desportiva.

Os oito domínios estudados relativos à *qualidade de vida* foram também enumerados e analisados em conjunto com algumas variáveis das caraterísticas pessoais dos participantes, como o género, o nível de escolaridade, a prática profissional e o tipo de deficiência visual.

No que diz respeito à relação entre o sexo e os domínios do SF-36, os resultados mostram que houve diferença estatisticamente significativa nos níveis de saúde entre os sexos feminino e masculino, com $p = 0,0482$, conforme mostra a Tabela 17. Assim, observa-se que as pessoas com deficiência visual do sexo masculino (aqui entrevistadas) apresentam melhor vitalidade do que as do sexo feminino.

Table 17 Relação entre o género e os domínios do SF-36

n=23

Domains	Average (SD)		P-Value
	Female	Male	
Functional Capacity	78.1 (22.6)	73.7 (16.8)	0.5971
Mental Health	58.1 (25.7)	71 (19.1)	0.1875
Vitality	*59.5 (21.6)*	*77.9 (20.3)*	0.0482
Pain	46.6 (23.3)	59.5 (33.2)	0.2962
Social Aspects	59 (31.6)	62.5 (36.9)	0.8152
Emotional Aspects	30.2 (31.4)	55.5 (45.6)	0.1409
General Health State	64.4 (22)	62.7 (28.3)	0.8746
Physical Aspects	11.3 (20.5)	35.4 (40.5)	0.0913

A análise das outras relações mostra que os homens se saíram melhor em seis dos oito domínios em relação às mulheres: *saúde mental*, *vitalidade*, *dor*, *aspectos sociais*, *aspectos emocionais* e *aspectos físicos*. As mulheres apresentaram melhores índices apenas nos domínios *capacidade funcional* e *estado geral de saúde*.

Resultados semelhantes foram encontrados num estudo (44) que investigou - através do questionário *Quality of Life Inventory* (QLI) - diferenças na qualidade de vida entre pessoas do sexo feminino e masculino que sofriam de stress. Este estudo mostrou que as mulheres avaliaram melhor a sua qualidade de vida apenas no que diz respeito à sua sociabilidade, enquanto os homens apresentaram melhores índices na afetividade, saúde e trabalho.

Outro estudo realizado por *Lopes et al* (45) sobre a qualidade de vida dos doentes em hemodiálise conclui que é notório que as mulheres apresentam níveis de qualidade de vida inferiores aos dos homens, independentemente da idade ou da presença de comorbilidades. Pode supor-se que o facto de as mulheres estarem envolvidas em vários papéis sociais pode estar a levar a elevadas exigências de desempenho em todos eles, o que, por sua vez, pode explicar o baixo nível de auto-perceção da qualidade de vida entre estas mulheres. Este aspeto requer mais estudos para investigar estas relações.

A Tabela 18 detalha os resultados da relação entre a idade dos participantes e os domínios do SF-36. É de salientar que em duas ocasiões foi encontrada significância estatística na associação das variáveis expostas. A primeira diz respeito ao resultado do domínio *capacidade funcional* (p = 0,0498), que obteve diferença significativa entre as faixas etárias de 18 a 38 e 39 a 59 anos (a terceira faixa etária, entre 60 a 81 anos, não apresentou diferença significativa em relação às demais). Como conseqüência, é possível verificar que os participantes do primeiro grupo (i.e.: os mais jovens), possuem melhor *capacidade funcional* do que os do segundo grupo.

Table 18 Relação entre a idade e os domínios do SF-36

Domains	**Average (SD)**			**P-Value**
	18 - 38	**39 - 59**	**60 - 81**	
Functional Capacity	*93 (6.7)*	*71.9 (22)*	69 (10.2)	*0.0498*
Mental Health	68 (5.6)	61.2 (24.7)	71.2 (30.3)	0.3371
Vitality	*80 (14)*	*61.1 (22.4)*	79 (24.6)	*0.0485*
Pain	58.4 (38.6)	51.1 (28.1)	54.2 (26.9)	0.6378
Social Aspects	60 (18.5)	58.6 (35.8)	67.5 (44.7)	0.8873
Emotional Aspects	73.3 (43.4)	25.6 (30.8)	59.8 (43.4)	0.156
General Health	70.2 (24.2)	57.1 (25.3)	73.6 (24.5)	0.2096
Physical Aspects	50 (35.3)	9.2 (28.2)	33.5 (63.6)	0.132

A segunda etapa é a diferença estatisticamente significativa (p = 0,0485) também encontrada entre os dois primeiros grupos etários, só que agora em relação ao domínio *vitalidade*. Novamente, o grupo mais jovem, com idade entre 18 e 38 anos, obteve a melhor média final (80) quando comparado ao segundo grupo, com idade entre 39 e 59 anos (61,1). Portanto, os sujeitos mais jovens indicam ter mais vitalidade do que aqueles que se enquadram no segundo grupo.

Estes dados complementam os resultados encontrados com a aplicação da COPM, mais concretamente apresentados na Tabela 11, na qual se pode observar que o grupo de inquiridos na faixa etária dos 18-38 anos apresentou os melhores índices de autoavaliação do desempenho e que o grupo na faixa etária dos 39-59 anos apresentou os piores níveis de autoavaliação do *desempenho* e também *de satisfação.*

A análise conjugada desta informação permite salientar que o grupo de inquiridos com idades compreendidas entre os 39 e os 59 anos apresenta os piores índices de *desempenho ocupacional*, avaliados através do COPM, bem como os níveis de *capacidade funcional*, avaliados através do SF-36, demonstrando que, nesta faixa etária, as pessoas com deficiência visual têm maior dificuldade em realizar as actividades da sua vida diária.

Esses dados podem ser analisados sob a perspetiva de que as pessoas que compõem essa faixa etária estão inseridas em contextos e áreas de atuação condizentes com o exercício de papéis sociais, como o de pai ou mãe, bem como de provedores financeiros de suas famílias; ou são cobradas como tal, de modo que as exigências sobre elas ou as imposições autoinfligidas para o alcance desses requisitos são maiores em relação a outros grupos (18-38 e 60-81). Estas exigências intrínsecas e extrínsecas ao sujeito, juntamente com as suas limitações funcionais, fazem com que os níveis de *satisfação* (COPM) e *de vitalidade* (SF-36) também sejam afectados.

A variável *nível de escolaridade* foi relacionada com os resultados encontrados nos domínios *qualidade de vida*, como mostra a Tabela 19. Nenhuma correlação entre esses dados apresentou diferenças estatisticamente significativas.

Para os participantes que completaram o ensino médio, os resultados dos domínios *capacidade funcional*, *aspectos emocionais*, *estado geral de saúde* e *aspectos físicos* ficaram abaixo dos resultados dos demais grupos. Já os entrevistados que possuíam ensino fundamental incompleto apresentaram os menores índices relacionados aos domínios *saúde mental*, *vitalidade*, *dor* e *aspectos sociais*. O grupo que possui ensino médio completo apresentou níveis inferiores aos demais apenas nos domínios *aspectos emocionais* e *estado geral de saúde*.

Table 19 Relação entre o nível de escolaridade e os domínios do SF-36 n=23

Domains	Average (SD)			
	Incomplete Middle School	Complete Middle School	Complete High School	P-Value
Functional Capacity	80 (17.3)	70.8 (23.8)	81.8 (11)	0.4473
Mental Health	50.6 (26.6)	63.6 (23.7)	72 (20.5)	0.3953
Vitality	53.3 (11.5)	66.2 (25.9)	79.3 (16)	0.1947
Pain	33.6 (15)	50 (25.4)	65.6 (34.9)	0.1736
Social Aspects	54 (26)	56.2 (37)	70.3 (32.6)	0.7377
Emotional Aspects	77.7 (38.5)	38.8 (31.2)	37.5 (51.7)	0.5674
General Health	68.6 (32)	57 (25.8)	37.5 (51.7)	0.4345
Physical Aspects	50 (50)	8.3 (19.4)	37.5 (37.8)	0.0695

O tipo de deficiência visual, baixa visão ou cegueira, também esteve relacionado com os resultados encontrados no domínio *qualidade de vida.* Essas relações são apresentadas na Tabela 20.

De acordo com a análise estatística, os inquiridos com baixa visão e os inquiridos com cegueira apresentam diferenças estatisticamente significativas no que respeita ao domínio *aspectos emocionais*.

Os inquiridos com baixa visão obtiveram o resultado de 54,8, enquanto os inquiridos com cegueira obtiveram o grau 11. A partir desta informação estatisticamente relevante, conclui-se que os indivíduos cegos avaliam os seus aspectos emocionais como piores do que os indivíduos com baixa visão. Esta associação também foi encontrada no cruzamento dos dados obtidos com a implementação da COPM e a variável *tipo de deficiência.* Os inquiridos com cegueira também apresentaram níveis de *satisfação* e *desempenho* inferiores quando comparados com os inquiridos com baixa visão.

Table 20 Relação entre os tipos de deficiência visual e os domínios do SF-36

n=23

Domains	Average (SD)		P-Value
	Low vision	Blindness	
Functional Capacity	76.4 (21.8)	74 (11.5)	0.8096
Mental Health	65.4 (23.7)	63.3 (22.5)	0.854
Vitality	71.4 (24.2)	62.5 (16.6)	0.4147
Pain	51.9 (29.2)	57.5 (30.7)	0.7527
Social Aspects	63.9 (31.8)	52 (40)	0.4412
Emotional Aspects	*54.8 (40.7)*	*11 (17.2)*	0.0299
General Health	66.5 (23)	55 (30.2)	0.3404
Physical Aspects	27.9 (37.3)	12.5 (20.9)	0.5286

Assim, nota-se que as pessoas com cegueira apresentam níveis mais baixos de *funcionalidade* e *aspectos emocionais* em relação às pessoas com baixa visão. Esses resultados podem indicar que a visão residual das pessoas com baixa visão auxilia na manutenção do desempenho profissional e da qualidade de vida. E é importante salientar que a manutenção e a otimização da visão residual são procedimentos realizados num programa de reabilitação visual.

Outras informações que não obtiveram significância estatística quando associadas foram os níveis de *prática profissional* e os domínios da *qualidade de vida*, conforme apresentado na Tabela 21.

O facto de a situação profissional dos indivíduos não influenciar os resultados encontrados na avaliação da qualidade de vida, permite um vasto leque de análises possíveis. Poder-se-ia pensar que aqueles que não exerciam uma atividade profissional poderiam estar a receber algum tipo de ajuda ou estar reformados - facto que não se coaduna com a média de idades dos inquiridos (46,7 anos), nem com qualquer tipo de apoio financeiro de terceiros. No entanto, essa constatação leva a uma discussão mais ampla sobre essa caraterística analisada.

Table 21 Relação entre a prática profissional e os domínios do SF-36

n=23

Domains	Average (SD)		P-Value
	Yes	No	
Functional Capacity	77 (14.2)	68.3 (46.5)	0.4848
Mental Health	65.4 (24.5)	61.3 (8.3)	0.7823
Vitality	68.5 (23)	73 (23)	0.7378
Pain	54.4 (35.6)	46.7 (46.2)	0.3858
Social Aspects	59.4 (35.6)	70.8 (19)	0.715
Emotional Aspects	38.3 (39.4)	77.8 (38.5)	0.132
General Health	61.4 (25.4)	78 (19.3)	0.2938
Physical Aspects	17.5 (25.8)	66.7 (57.7)	0.132

O trabalho e o seu valor é uma questão complexa e remete para a história do homem em sociedade. Schwartz (46) observa que o trabalho tem valor porque é o criador ou a matriz do "*vínculo social*". Acrescenta que o trabalho pode ser caracterizado em termos simples, podendo ser reduzido a uma troca de tempo por salário, facto que implicaria um valor imenso, ou seja, a fonte de compensação numa sociedade de mercado. Ou pode ser caracterizado em termos complexos, articulando aspectos antropológicos e históricos, heranças antigas e relações sociais (altamente carregadas de significado) num universo de valores presentes nas situações de trabalho social.

Portanto, a qualidade de vida pode estar relacionada com a prática profissional de várias formas, de acordo com o contexto histórico e sociocultural de cada indivíduo.

Neste estudo, a principal dificuldade relatada pelos entrevistados que não eram profissionalmente ativos foi em relação aos *aspectos físicos* (17,5). E o melhor aspeto avaliado por eles foi a *capacidade funcional* (77).

Os inquiridos profissionalmente activos obtiveram os melhores resultados no domínio do *estado geral de saúde* (78) e os piores resultados no domínio *da dor* (46,7).

4.4 RELAÇÕES ENTRE PROFISSÕES DESEMPENHO E QUALIDADE DE VIDA

Após a análise separada dos resultados obtidos com as aplicações do SF-36 e do COPM, foi efectuada uma comparação entre os resultados encontrados com os dois instrumentos, com a adição de algumas caraterísticas pessoais como a idade da população entrevistada, a idade de início da deficiência e a duração da deficiência.

Assim, é possível cruzar as informações relacionadas com a qualidade de vida, o desempenho profissional e o perfil dos participantes, permitindo uma melhor compreensão das caraterísticas e fenómenos comuns às pessoas com deficiência visual.

Antes do desenvolvimento da análise dos dados encontrados nos Gráficos 1 e 2, é importante ressaltar que eles revelam a relação e a proporcionalidade entre os conceitos, o que não significa que eles sejam dependentes um do outro ou que um determine o outro.

No Gráfico 1, pode-se perceber que algumas relações entre as variáveis apresentaram valores estatisticamente significativos. Uma delas, referente à relação entre *faixa etária* e *idade de início da deficiência*, foi proporcional (0,7329), ou seja, quanto maior a idade dos participantes, maior a idade que marcou o início da deficiência visual.

Outra correlação significativa foi entre a *idade de início da deficiência* e a *duração da deficiência* (-0,5641). Estes valores são inversamente proporcionais, ou seja, quanto mais tardio for o início da deficiência visual, menor será o tempo de convivência com a mesma.

Gráfico 1 Inter-relações entre Caraterísticas Pessoais, Domínios do SF-36, Desempenho e Satisfação (Parte 1

Personal Characteristics and SF-36 and COPM domains	Age Group	Onset Age	Time of Impairment	Functional Capacity	Mental Health	Vitality	General Health	Performance	Satisfaction
Age group	1	*0.7329*	0.1482	-0.3815	0.0579	0.0307	0.0172	-0.1285	0.2065
Onset Age		1	*-0.5641*	-0.2275	0.0909	0.004	-0.0761	0.0551	0.3075
Time of Impairment			1	-0.1323	-0.0617	0.0314	0.1316	-0.2361	-0.1963
Functional Capacity				1	0.0937	0.1779	0.0844	0.1851	0.098
Mental Health					1	*0.7842*	*0.5145*	*0.4299*	0.3794
Vitality						1	*0.4716*	*0.5573*	*0.5033*
General Health State							1	0.1259	0.1433
Performance								1	*0.4872*
Satisfaction									1

Os resultados dos domínios *saúde mental* e *vitalidade* do SF-36 apresentaram proporcionalidade em sua inter-relação (0,7842). Quanto maiores os índices encontrados no domínio *saúde mental*, maiores também foram os índices de *vitalidade*. Ou seja, os deficientes visuais que apresentaram sinais de felicidade, tranquilidade, coragem e motivação também demonstraram ter energia, vigor e vontade (conceitos que compõem a escala).

O domínio *saúde mental* é também proporcional ao domínio *saúde geral* (0,5145). Assim, quanto melhor for a autoavaliação da felicidade, tranquilidade, coragem e motivação, melhor será a avaliação e perceção da sua saúde - para além das suas expectativas em relação à mesma.

O estudo também encontrou uma associação significativa entre os domínios *saúde mental* e *desempenho* do SF-36 quando medidos pela COPM (0,4299). Depois de observar que a saúde mental influencia os níveis de *vitalidade* e *saúde geral*, é de notar que também está associada à auto-perceção do *desempenho*, medida pela COPM.

Considerando que tanto o SF-36 como o COPM são escalas de autoavaliação, pode-se concluir que o estado emocional do indivíduo está relacionado com a sua funcionalidade em actividades produtivas, de auto-cuidado e de lazer.

Ainda na Tabela 1, observa-se que o domínio *vitalidade* apresentou significância estatística quando associado ao *estado geral de saúde* (0,4716) e aos domínios *desempenho* (0,5573) e *satisfação* (0,5033) do COPM. Novamente, observa-se que questões emocionais como energia, vigor e vontade (*vitalidade*) estão associadas à forma como os participantes avaliam sua saúde como um todo (*saúde geral*) e também como percebem seu desempenho e como se sentem em relação a ele (*satisfação*) ao realizar atividades que consideram importantes em suas vidas. Fazendo uma análise mais profunda dos dados, pode-se concluir que os resultados do domínio *vitalidade* se inter-relacionaram com o resultado final da medida de desempenho ocupacional dos participantes, havendo uma relação direta e significativa entre o referido domínio do SF-36 e o conceito de desempenho ocupacional, proposto pelos autores da escala COPM.

Validando a aplicação do COPM, os domínios *desempenho* e *satisfação* mostraram-se estatisticamente relacionados (0,4872), como também pode ser observado no Gráfico 1.

As demais inter-relações analisadas não atingiram níveis estatisticamente significativos. Entretanto, alguns resultados interessantes podem ser observados, como a relação entre a *duração da deficiência* e a *satisfação* e *o desempenho*, que se mostraram inversamente proporcionais entre si. Quanto maior o tempo de convivência com a deficiência, piores foram os resultados para o *desempenho ocupacional* (*desempenho* e *satisfação*).

O mesmo aconteceu no domínio da *saúde mental*. Os piores resultados foram encontrados para este domínio relativamente aos participantes que lidaram mais tempo com a deficiência visual.

No Gráfico 2, é possível observar a relação entre os outros domínios do SF-36 e *as caraterísticas pessoais, o desempenho* e *a satisfação*.

Um achado interessante diz respeito à relação inversa (e estatisticamente significativa) entre a *duração da incapacidade* e a autoavaliação da dor (-0,5311). Quanto maior a duração da incapacidade, piores foram os índices de autoavaliação da dor, ou vice-versa, considerando que quanto menor a pontuação dada à autoavaliação da dor, maior foi a dor percebida. Um dos factores determinantes deste resultado poderá ter sido a evolução do estado clínico dos participantes, possibilitando a caraterização de um quadro crónico e evolutivo.

No entanto, há que se considerar também que a autoavaliação *da dor* é subjetiva, individual e tem muitos determinantes. A próxima relação encontrada mostra que a autoavaliação da dor está associada a fatores relacionados à *saúde mental* que anteriormente já haviam confirmado sua relação de proporcionalidade com os domínios *saúde geral*, *vitalidade* e *desempenho*, favorecendo ainda mais a determinação subjetiva da *autoavaliação da dor*. A relação significativa entre os domínios *saúde mental* e *dor* também foi identificada em um estudo que investigou a qualidade de vida de mulheres com endometriose (47).

O fato de os entrevistados nunca terem frequentado um serviço de reabilitação e, consequentemente, recebido atendimento especializado, pode ter contribuído para o agravamento da autoavaliação da dor, relacionado ao tempo de convivência com a deficiência. Da mesma forma, as questões relacionadas à saúde mental também poderiam ser tratadas e, assim, a dor poderia ser amenizada.

A relação entre os *aspectos emocionais* e os *aspectos físicos* (0,6407) também apresentou significância estatística, mostrando que um está intimamente relacionado com o outro. Portanto, quanto melhor for a autoavaliação dos aspectos emocionais, melhor será a perceção dos aspectos físicos, ou vice-versa.

Gráfico 2 Inter-relações entre Caraterísticas Pessoais, Domínios do SF-36, Desempenho e Satisfação (Parte 2

Personal Characteristics and SF-36 and COPM components	Pain	Social Aspects	Emotional Aspects	Physical Aspects
Age	-0.0184	-0.0743	-0.1575	-0.1308
Onset Age	0.3286	-0.1338	-0.2845	-0.2445
Time of Impairment	*-0.5311*	0.1373	0.3298	0.2282
Functional Capacity	0.0945	0.0667	0.1603	0.2962
Mental Health	*0.4845*	0.1966	0.1388	0.2444
Vitality	0.3218	0.314	0.1273	0.3552
Pain	1	-0.1889	0.074	0.1877
Social Aspects	-0.1889	1	0.1518	0.2318
Emotional Aspects	0.074	0.1518	1	*0.6407*
General Health State	0.0987	0.2552	0.2599	*0.445*
Physical Aspects	0.1877	0.2318	*0.6407*	1
Performance	0.3202	0.0694	*0.454*	0.2612
Satisfaction	0.318	*0.45*	0.165	0.1996

O domínio *saúde geral* também apresentou uma correlação significativa com os *aspectos físicos* (0,445). É de salientar que quanto melhor for a autoavaliação da *saúde geral*, melhor será a autoavaliação relativa aos aspectos físicos.

O domínio *desempenho*, avaliado pela COPM, quando relacionado com os demais domínios do SF-36, mostrou-se estatisticamente significativo, com uma relação proporcional com os *aspectos emocionais* (0,454), ou seja, quanto melhor a avaliação dos aspectos emocionais, melhor a autoavaliação relacionada ao desempenho de atividades relevantes pelos respondentes.

Verificou-se que o conceito de desempenho também tem uma relação significativa com os domínios *saúde mental* e *vitalidade* do SF-36. Com base nestes dados, é possível verificar que a autoavaliação do desempenho nas actividades da vida diária, importantes para os deficientes visuais, está intimamente ligada às suas condições emocionais.

Outro resultado importante encontrado foi a inter-relação entre a autoavaliação da *satisfação* (medida pela aplicação da COPM), e o domínio *aspectos sociais* do SF-36 (0,45). Essa relação apresentou índice estatístico significativo e proporcionalidade direta. Quanto mais satisfeito o indivíduo estiver com o seu desempenho nas actividades de vida diária que são consideradas importantes para si, melhores serão as suas interações sociais com amigos, família e comunidade.

Fazendo uma análise mais profunda dos conceitos desenvolvidos pelos autores da escala COPM e considerando os resultados da pesquisa, o grau em que o indivíduo com deficiência visual interage com o seu ambiente social está diretamente relacionado com o seu desempenho no trabalho, ou seja, na forma como realiza as suas actividades de vida diária e como se sente em relação a cada funcionalidade correspondente.

Outras correlações entre essas variáveis não foram estatisticamente significativas.

As escalas de avaliação utilizadas neste estudo mostraram que o aspeto concetual de cada escala define os seus resultados e pode sugerir uma forma única de os analisar, o que exige cautela por parte dos profissionais que as utilizam, sobretudo quando se examinam as interações dos fenómenos entre si.

A título de exemplo, o domínio *capacidade funcional* do SF-36 é avaliado com base em actividades que podem não ser aquelas que as pessoas com deficiência visual têm dificuldade em realizar de forma satisfatória, fazendo com que o resultado não seja totalmente fidedigno à realidade dessa população, pelo menos num estudo transversal, como é o caso deste.

A aplicação do COPM mostrou-se uma importante estratégia para o profissional que deseja se aproximar da realidade cotidiana de seus clientes. Através da sua aplicação, foi possível compreender o quotidiano da população com deficiência visual, possibilitando a análise das exigências de cada uma das tarefas que se revelam importantes para o desempenho ocupacional dos inquiridos.

5. CONCLUSÕES

I. Relativamente às caraterísticas das pessoas com deficiência visual que constituíram a amostra da investigação

Foi constituída uma amostra não probabilística de 23 indivíduos, com uma idade média de 46,7 anos (DP = 17,6), maioritariamente mulheres, com baixa visão e deficiência visual adquirida. A idade de início da deficiência visual concentra-se entre os 31 e os 51 anos (média de 36,5). As principais causas de deficiência visual entre os inquiridos foram a coriorretinite macular toxoplásmica, seguida da catarata, da retinopatia diabética e da doença de Stargardt. No que diz respeito ao nível de escolaridade, a maioria da população concluiu o ensino médio, mas em relação à prática profissional apenas 13,0% da amostra era profissionalmente ativa e todos eram pessoas com baixa visão.

II. Relativamente às Actividades da Vida Diária das Pessoas com Deficiência Visual que Constituíram a Amostra da Investigação

Os participantes mencionaram um total de 28 actividades consideradas difíceis de realizar, incluindo os cuidados pessoais, a produtividade e o lazer, o que resultou num total final de 76 respostas múltiplas.

As actividades mais frequentemente referidas pelos participantes como difíceis de realizar, segundo o Modelo Canadiano de Desempenho Ocupacional, fazem parte da categoria *auto-cuidado* - subcategoria *gestão da comunidade.* Em segundo lugar, encontra-se a categoria *produtividade* - subcategoria *gestão doméstica.*

III. Relativamente ao Desempenho Ocupacional das Pessoas com Deficiência Visual que Constituíram a Amostra da Investigação

A auto-perceção do desempenho profissional dos deficientes visuais entrevistados neste estudo foi baixa. Tanto os resultados de desempenho quanto os de satisfação ficaram abaixo da média. As pessoas com baixa visão avaliaram melhor o seu desempenho do que as pessoas com cegueira.

IV. Relativamente à Qualidade de Vida das Pessoas com Deficiência Visual que compuseram a amostra da Investigação

O domínio da qualidade de vida melhor avaliado foi o da *capacidade funcional* e o pior foi o dos *aspectos físicos*. Apenas os domínios *aspectos emocionais* e *aspectos físicos* ficaram abaixo da média.

Os homens avaliaram melhor a sua *vitalidade* do que as mulheres e as pessoas com baixa visão avaliaram melhor os *aspectos emocionais* do domínio do que as pessoas com cegueira.

O grupo de pessoas mais jovens (18 a 38 anos) avaliou melhor os domínios *capacidade funcional* e *vitalidade* quando comparado com a autoavaliação particular das pessoas com idades compreendidas entre os 39 e os 59 anos.

V. Sobre as Inter-relações entre Desempenho no Trabalho e Qualidade de Vida entre os Deficientes Visuais que Compuseram a Amostra da Pesquisa

Na inter-relação entre as variáveis encontradas na COPM e no SF-36, o domínio *saúde mental* destacou-se por apresentar o maior número de relações estatisticamente significativas. Os domínios mais citados foram: *saúde geral*, *desempenho*, *dor* e *vitalidade*. O domínio *vitalidade* da escala de qualidade de vida apresentou uma relação estatisticamente significativa com os níveis de *desempenho ocupacional* e *saúde geral*.

O domínio *aspectos sociais* do SF-36 apresentou uma relação estatisticamente significativa com o domínio *satisfação* medido pelo COPM.

A relação entre os conceitos de *desempenho* e *satisfação* foi estatisticamente significativa - endossando o conceito de desempenho ocupacional.

Verificou-se uma relação estatisticamente significativa entre a duração da incapacidade e o domínio *da dor*.

Todos os participantes poderiam se beneficiar de um programa de reabilitação visual com uma equipe interdisciplinar, pois trabalharia todos os aspectos relacionados à orientação e mobilidade, técnicas de atividades da vida diária, uso de recursos de tecnologia assistiva, alfabetização em Braille e inclusão no mercado de trabalho, otimizando a manutenção da autonomia e independência das pessoas com deficiência visual.

REFERÊNCIAS

1- Organização Mundial de Saúde (2012). Tópicos de saúde: Cegueira. Deficiência visual e cegueira. Genebra: OMS. Recuperado em fevereiro, 2012 de
http://www.who.int/mediacentre/factsheets/fs282/en/index

2- Haddad M. A. O. & Sampaio M. W. (2010) Aspectos globais da deficiência visual . In: Sampaio M. W., Haddad M. A. O., Filho H. A. C. & Siaulys M. A. C. *Baixa visao e cegueira: Os caminhos para a reabilitaqao, a educaqao e a inclusao* (Baixa visao e cegueira: Os caminhos para a reabilitacao, a educacao e a inclusao). Sao Paulo: Guanabara Koogan.

3- ABADV (Associação Brasileira de Assistência aos Deficientes Visuais). (2011) *Deficiencia Visual*. São Paulo: LARAMARA.
Obtido em fevereiro de 2012 de
http://www.laramara.org.br/portugues/conteudo.php?id nivel1=1&id nivel2=52&nome=LARAMARA

4- OMS (Organização Mundial da Saúde). (2000) *Classificaqao Estatistica Internacional de Doenqas e Problemas Relacionados a Saude*. (pp. 442-443) São Paulo: USP.

5- Brasil. Decreto nº 5296, de 2 de dezembro de 2004. Regulamenta as Leis nº 10.048, de 8 de novembro de 2000, e nº 10.098, de 19 de dezembro de 2000, que estabelece normas gerais e critérios básicos para a promoção da acessibilidade das pessoas portadoras de deficiência ou com mobilidade reduzida, e dá outras providências. Casa Civil, Subprefeito de Assuntos Jurídicos.

6- Organização Mundial da Saúde, Banco Mundial. (2011) *Relatrio Mundial sobre Deficincia* (World report on *Deficiencia*). Traduzido por Lexicus Servigos Lingrnsticos. São Paulo: SEDPcD.

7- Amiralian, M. L. T. M. (2003) *Deficiencias: um novo olhar. Contribuiqoes a partir da psicanalise winnicottiana. Estilos CUnicos.* (Deficiências: Um novo olhar. Contribuições a partir da psicanálise winnicottiana. Estilos Clínicos) São Paulo; 8(15).

8- Winnicot, D. W. (1990) *Natureza Humana.* 1 ed. (Natureza Humana. 1st ed.). Rio de Janeiro: Imago.

9- Omote, S. (2004) *Estigma no Tempo da Inclusão*. Rev. Bras. Ed. Esp. Marília; 10(3).

10- Soares R. G. et al. (2011) *A mensuraqao do estigma internalizado: revisao sistematica da literatura*. Maringa; 16(4).

11- Sumsion, T. (2003) *Pratica Baseada no Cliente na Terapia Ocupacional, Guia para Implementaqao*. 1. ed. (Prática Baseada no Cliente na Terapia Ocupacional, Guia para Implementação. 1st ed.) São Paulo: Roca.

12- Cavalcanti, A. & Manhaes, S.A. (2007) *Ortopedia e Traumatologia. In: Terapia Ocupacional, Fundamentaqao e Pratica. 1. ed.* (Traumatologia e Ortopedia. In: Terapia Ocupacional, Fundamentaqao e Pratica) (pp. 254- 257). Rio de Janeiro: Guanabara Koogan.

13- Law M., Baptiste S., Carswell A., McCall M. A., Polatajko H. & Pollock N. (2009) *Medida Canadense de Desempenho Ocupacional* (Magalhaes L. C., Magalhaes L. V. & Cardoso A. A) (pp. 61) Belo Horizonte: UFMG.

14- Trombly, C. A. & Radomsky, M. V. (2005) *Terapia Ocupacional para Disfunções Físicas. 5 ed.* (Terapia Ocupacional para Deficiências Físicas. 5th ed.) São Paulo: Santos.

15- Caldeira V. A., Montilha R. C. I. & Nobre M. I. R. (2003) *Grupo de espera no processo de reabilitaqao de pessoas com deficiencia visual: contribuiqoes da Terapia Ocupacional. Cadernos de Terapia Ocupacional da UFSCAR* (Grupo *de* espera no processo de reabilitação de pessoas com deficiência visual: contribuições da Terapia Ocupacional. Cadernos de Terapia Ocupacional da UFSCAR - Universidade Federal de São Carlos). 11(2): 95- 105.

16- Montilha R. C. I., Temporini E. R., Kara-Jose N. & Nobre M. I. R. S. M. (2000) *Deficiencia Visual: caracteristicas e expectativas da clientela de servicos de reabilitaqao. Ver Ciencia Medica* (Deficiencia Visual: caracteristicas e expectativas da clientela de servicos de reabilitacao). Campinas; 9(3): pp. 123-8.

17- Temporini, E. R. (1999) Promogao da Saude Ocular. *Arquivos Brasileiros de* Oftalmologia. São Paulo; 62(1): pp. 82-84.

18- Ferraz E. V. A. P. (2005) *Adaptaqao de questionario de avaliaqao da qualidade de vida e percepqao relativa a doenqa, aplicado a individuos portadores de catarata senil.* Dissertação de Mestrado, Universidade Estadual de Campinas, Campinas, São Paulo.

19- Fleck M. P. A. (2000) O instrumento de avaliagao de qualidade de vida da Organizagao Mundial da Saude (WHOQOL-100): caracteristicas e perspectivas. (Instrumento de avaliao de qualidade de vida da Organizao Mundial da Sade (WHOQOL-100): caractersticas e perspectivas) *Revista Ciencia Saude Coletiva.* 5(1): pp. 33-38.

20- Dantas R. A. S., Sawada N. A. & Malerbo M. B. (2003) Pesquisas sobre qualidade de vida: revisao da producao cientifica das universidades publicas do estado de Sao Paulo. *Revista Latino-Americano. Enfermagem* 11(4): 532-538.

21- Ciconelli R. M. (2003) Medidas de avaliagao de qualidade de vida. *Revista Brasileira de Reumatologia.* 43 (2): 9-13.

22- Souza W. A. (2008) *Avaliaqao da adesao ao tratamento e dos resultados clmicos e humamsticos na investigaqao da hipertensao arterial resistente* Doctoral dissertation, Universidade Estadual de Campinas, Campinas, Sao Paulo.

23- Ciconelli R. M. (1997) *Traduqao para o portugues e validaqao do questionario generico de av aliaqao de qualidade de vida "Medical Outcomes Study 36-item Short Form Health Survey (SF-36)"* (Tradução para o português e validação do questionário genérico de avaliação de qualidade de vida). Tese de doutorado, Escola Paulista de Medicina, São Paulo, São Paulo.

24- Servelhere, K. R. (2010) *Aplicaqao da* escala *de qualidade de vida SF-36 em pacientes operados de traumas do cranio.* Dissertação de Mestrado. Universidade Estadual de Campinas, Campinas, São Paulo.

25- Nobre M. I. R., Figueiredo M. O., Danelutti U. C. V. & Montilha R. C. I. (2007) *A Terapia Ocupacional na reabilitaqao de crianqas com baixa visao. Pediatria* (Terapia Ocupacional na reabilitação de crianças com baixa visão). 29(3): 237-240.

26- Gil A. C. (2002) *Que e levantamento? In: Como elaborar projetos de pesquisa. 5 ed* (O que é levantamento de dados? In: Como elaborar projetos de pesquisa. 5th ed.). (pp. 50 - 51) São Paulo: Atlas.

27- Bittencourt Z. Z. L. C. et al. (2011) Retinopatia diabética e deficiência visual em pacientes de um programa de reabilitação. *Revista Brasileira de Oftalmologia*. Rio de Janeiro; 70 (6).

28- Salomao S. R., Mitsuhiro M. R. K. H. & Belfort Jr R. (2009) Deficiência visual e cegueira: um panorama da prevalência e causas no Brasil. Anais *Academia Brasileira de Ciências*. Rio de Janeiro; 81 (3).

29- Lopes-Mori F. M. R. *et al.* (2011) Programas de controle da toxoplasmose congénita. *Revista da Associaqao Medica Brasileira*. São Paulo; 57 (5).

30- Lopes M. C. B. et al. (2009) Avaliagao da qualidade de vida relacionada a visao em criangas com catarata congenita bilateral. *Arquivos Brasileiros de Oftalmologia*. São Paulo; 72 (4).

31- Maia Jr O. O. et al. (2008) Estudo macular na doenga de Stargardt. *Arquivos Brasileiros de Oftalmologia*. São Paulo; 71 (1).

32- Martins B D L et al. *Pseudoxantoma elastico: uma associaqao fortuita com esclerodermia sistemica?* (Pseudoxantoma elástico: uma associação fortuita com esclerodermia sistémica?). Servigo de dermatologia e curso de pos-graducao. HUCFF-RJ e Faculdade de Medicina-Universidade Federal do Rio de Janeiro.

33- Neres C. C. & Correa N. M. (2008) O trabalho como categoria de analise na educacao do deficiente visual. *Cadernos CEDES*. Campinas; 28 (75).

34- Lancman S. & Grirardi M. I. G. (2002) Pensando novas praticas em Terapia Ocupacional, saude e trabalho. *Revista Terapia Ocupacional*. Universidade São Paulo. São Paulo; 13(2).

35- Amiralian M. L. T. M. (1997) *Compreendendo o* cego*:uma visaopsicanalilica da cegueirapor meio de Desenhos-Estorias*. São Paulo: Casa do Psicologo.

36- Mazzaro J. L. (2003) *Mas, afinal, o que e orientaqao e mobilidade? In: Orientaqao e mobilidade: conhecimentos basicos para a inclusao do deficiente visual* (Afinal, o que e orientacao e mobilidade? In: Orientacao e mobilidade: conhecimentos basicos para a inclusao do deficiente visual *(*pp. 17- 19) BrasHia: MEC, SEESP.

37- Beirao R. O. S. & Alves C. K. A. (2010) Terapia Ocupacional no SUS: refletindo sobre a normatizagao vigente. *Cadernos de Terapia Ocupacional*. São Carlos; 18(3).

38- Benetton M. J. (1994) *Terapia Ocupacional* como *instrumento nas aqoes de saude mental.* Tese de doutorado, Universidade Estadual de Campinas, Campina, São Paulo.

39- Monteiro M. M. B. & Montilha R. C. I. (2010) Intervengao fonoaudiologica e deficiencia visual: percepgoes de profissionais de equipe interdisciplinar. *Revista Medicina.* Ribeirão Preto; 43(1).

40- Goffman E. (1963) *Estigma- notas sobre a manipulaqao da identidade deteriorada* (Lambert M.).

41- Omote, S. (1994) Deficiencia e nao-deficiencia: recortes de um mesmo tecido (Impairment and non-impairment: two sides of the same coin). *Revista Brasileira de Educagao* Especial. Marília; 1(2).

42- Amiralian, M. L. T. M. (2004) Sou cego ou enxergo? Questoes da baixa visao (Sou cego ou enxergo? Questoes da baixa visao). *Educar em Revista.* Universidade Federal do Parana. Curitiba; 23.

43- Lima C. R. F., Gorgatti M. G. & Dutra M. C. (2010) A influência do esporte na qualidade de vida das pessoas com deficiência visual. *Revista Brasileira de Ciencias da Saude.* São Paulo; 8(23).

44- Lipp M. E. N. & Tanganelli M. S. (2002) *Stress e qualidade de vida em magistrados da justiga do trabalho: diferenças entre homens e mulheres. Psicologia: Reflexao e CrUica* (Stress e qualidade de vida em magistrados da justiga do trabalho: diferengas entre homens e mulheres). Campinas; 15(3).

45- Lopes G. B. *et al.* (2007) Comparagoes de medidas de qualidade de vida entre homens e mulheres em hemodialise. *Revista da Associao Mdica Brasileira.* São Paulo; 53(6).

46- Schwartz, Y. (1996) Trabalho e valor. *Revista de Sociologia da Universidade de São Paulo.* São Paulo; 8(2).

47- Marques A. A. (2002) *Qualidade de vida em mulheres com endometriose atraves do SF-36.* Dissertação de Mestrado, Universidade Estadual de Campinas, Campinas, São Paulo.

ANEXO I

CANADIANO OCUPACIONAL DESEMPENHO MÉDIA

Autores:
Mary Law, Sue Baptiste, Anne Carswell,
Mary Ann McColl, Helene Polatajko, Nancy Pollock

A Medida Canadiana de Desempenho Ocupacional (COPM) é uma medida individualizada concebida para ser utilizada por terapeutas ocupacionais para detetar mudanças na auto-perceção de problemas de desempenho ocupacional ao longo do tempo,

Client Name:		
Age:	Gender:	ID#:
Respondent (if not client):		
Date of Assessment:	Planned Date of Reassessment:	Date of Reassessment:

Therapist:
Facility/Agency:
Program:

Published by CAOT Publications ACE
Printed in Canada

STEP 1: IDENTIFICATION OF OCCUPATIONAL PERFORMANCE ISSUES

To identify occupational performance problems, concerns and issues, interview the client, asking about daily activities in self-care, productivity and leisure. Ask clients to identify daily activities which they want to do, need to do or are expected to do by encouraging them to think about a typical day. Then ask the client to identify which of these activities are difficult for them to do now to their satisfaction. Record these activity problems in Steps 1A, 1B, or 1C.

STEP 2: RATING IMPORTANCE

Using the scoring card provided, ask the client to rate, on a scale of 1 to 10, the importance of each activity. Place the ratings in the corresponding boxes in Steps 1A, 1B, or 1C.

STEP 1A: Self-care		IMPORTANCE
Personal Care (e.g., dressing, bathing, feeding, hygiene)	______	[ ]
	______	[ ]
	______	[ ]
Functional Mobility (e.g., transfers, indoor, outdoor)	______	[ ]
	______	[ ]
	______	[ ]
Community Management (e.g., transportation, shopping, finances)	______	[ ]
	______	[ ]
	______	[ ]

STEP 1B: Productivity		
Paid/Unpaid Work (e.g., finding/keeping a job, volunteering)	______	[ ]
	______	[ ]
	______	[ ]
Household Management (e.g., cleaning, laundry, cooking)	______	[ ]
	______	[ ]
	______	[ ]
Play/School (e.g., play skills, homework)	______	[ ]
	______	[ ]
	______	[ ]

STEP 1C: Leisure | IMPORTANCE

		IMPORTANCE
Quiet Recreation (e.g., hobbies, crafts, reading)		
Active Recreation (e.g., sports, outings, travel)		
Socialization (e.g., visiting, phone calls, parties, correspondence)		

STEPS 3 & 4: SCORING - INITIAL ASSESSMENT and REASSESSMENT

Confirm with the client the 5 most important problems and record them below. Using the scoring cards, ask the client to rate each problem on performance and satisfaction, then calculate the total scores. Total scores are calculated by adding together the performance or satisfaction scores for all problems and dividing by the number of problems. At reassessment, the client scores each problem again for performance and satisfaction. Calculate the new scores and the change score.

Initial Assessment:			**Reassessment:**	
OCCUPATIONAL PERFORMANCE PROBLEMS:	PERFORMANCE 1	SATISFACTION 1	PERFORMANCE 2	SATISFACTION 2
1.				
2.				
3.				
4.				
5.				
SCORING:	PERFORMANCE SCORE 1	SATISFACTION SCORE 1	PERFORMANCE SCORE 2	SATISFACTION SCORE 2
Total score = Total performance or satisfaction scores / # of problems	/ =	/ =	/ =	/ =

CHANGE IN PERFORMANCE = Performance Score 2 [ ] – Performance Score 1 [ ] = [ ]

CHANGE IN SATISFACTION = Satisfaction Score 2 [ ] – Satisfaction Score 1 [ ] = [ ]

ADDITIONAL NOTES AND BACKGROUND INFORMATION

Initial Assessment:

ANEXO II

Inquérito de saúde
SF36

INSTRUCTIONS: This set of questions asks for your views about your health. This information will help keep track of how you feel and how well you are able to do your usual activities. Answer every question by marking the answer as indicated. If you are unsure about how to answer a question please give the best answer you can.

1. In general, would you say your health is: (Please tick **one** box.)
   - Excellent ☐
   - Very Good ☐
   - Good ☐
   - Fair ☐
   - Poor ☐

2. Compared to one year ago, how would you rate your health in general now? (Please tick **one** box.)
   - Much better than one year ago ☐
   - Somewhat better now than one year ago ☐
   - About the same as one year ago ☐
   - Somewhat worse now than one year ago ☐
   - Much worse now than one year ago ☐

3. The following questions are about activities you might do during a typical day. Does your health now limit you in these activities? If so, how much? **(Please circle one number on each line.)**

	Activities	Yes, Limited A Lot	Yes, Limited A Little	Not Limited At All
3(a)	**Vigorous activities**, such as running, lifting heavy objects, participating in strenuous sports	1	2	3
3(b)	**Moderate activities**, such as moving a table, pushing a vacuum cleaner, bowling, or playing golf	1	2	3
3(c)	Lifting or carrying groceries	1	2	3
3(d)	Climbing **several** flights of stairs	1	2	3
3(e)	Climbing **one** flight of stairs	1	2	3
3(f)	Bending, kneeling, or stooping	1	2	3
3(g)	Waling **more than a mile**	1	2	3
3(h)	Walking **several blocks**	1	2	3
3(i)	Walking **one block**	1	2	3
3(j)	Bathing or dressing yourself	1	2	3

4. During the past 4 weeks, have you had any of the following problems with your work or other regular daily activities as a result of your physical health? **(Please circle one number on each line.)**

		Yes	No
4(a)	Cut down on the **amount of time** you spent on work or other activities	1	2
4(b)	Accomplished less than you would like	1	2
4(c)	Were **limited** in the **kind** of work or other activities	1	2
4(d)	Had **difficulty** performing the work or other activities (for example, it took extra effort)	1	2

5. During the past 4 weeks, have you had any of the following problems with your work or other regular daily activities as a result of any emotional problems (e.g. feeling depressed or anxious)? **(Please circle one number on each line.)**

		Yes	No
5(a)	Cut down on the **amount of time** you spent on work or other activities	1	2
5(b)	Accomplished less than you would like	1	2
5(c)	Didn't do work or other activities as **carefully** as usual	1	2

6. During the past 4 weeks, to what extent has your physical health or emotional problems interfered with your normal social activities with family, friends, neighbours, or groups? (Please tick **one** box.)

- Not at all ☐
- Slightly ☐
- Moderately ☐
- Quite a bit ☐
- Extremely ☐

7. How much physical pain have you had during the past 4 weeks? (Please tick **one** box.)

- None ☐
- Very mild ☐
- Mild ☐
- Moderate ☐
- Severe ☐
- Very Severe ☐

8. During the past 4 weeks, how much did pain interfere with your normal work (including both work outside the home and housework)? (Please tick **one** box.)

- Not at all ☐
- A little bit ☐
- Moderately ☐
- Quite a bit ☐
- Extremely ☐

9. These questions are about how you feel and how things have been with you during the past 4 weeks. Please give the one answer that is closest to the way you have been feeling for each item.

	(Please circle one number on each line.)	**All of the Time**	**Most of the Time**	**A Good Bit of the Time**	**Some of the Time**	**A Little of the Time**	**None of the Time**
9(a)	Did you feel full of life?	1	2	3	4	5	6
9(b)	Have you been a very nervous person?	1	2	3	4	5	6
9(c)	Have you felt so down in the dumps that nothing could cheer you up?	1	2	3	4	5	6
9(d)	Have you felt calm and peaceful?	1	2	3	4	5	6
9(e)	Did you have a lot of energy?	1	2	3	4	5	6
9(f)	Have you felt downhearted and blue?	1	2	3	4	5	6
9(g)	Did you feel worn out?	1	2	3	4	5	6
9(h)	Have you been a happy person?	1	2	3	4	5	6
9(i)	Did you feel tired?	1	2	3	4	5	6

10. During the past 4 weeks, how much of the time has your physical health or emotional problems interfered with your social activities (like visiting with friends, relatives etc.) (Please tick **one** box.)

- All of the time ☐
- Most of the time ☐
- Some of the time ☐
- A little of the time ☐
- None of the time ☐

11. How TRUE or FALSE is each of the following statements for you?

	(Please circle one number on each line.)	**Definitely True**	**Mostly True**	**Don't Know**	**Mostly False**	**Definitely False**
11(a)	I seem to get sick a little easier than other people	1	2	3	4	5
11(b)	I am as healthy as anybody I know	1	2	3	4	5
11(c)	I expect my health to get worse	1	2	3	4	5
11(d)	My health is excellent	1	2	3	4	5

Thank You!

APÊNDICE I

FORMULÁRIO DE CONSENTIMENTO LIVRE E ESCLARECIDO

Investigadora: Paula Becker

Orientadora da tese: Dra. Rita de Cassia Ietto Montilha

Nós, Paula Becker, terapeuta ocupacional e mestranda em Saúde, Interdisciplinaridade e Reabilitação, e Dra. Rita de Cassia Ietto Montilha, doutora, professora assistente do CEPRE (FCM - UNICAMP), gostaríamos de solicitar seu consentimento para realizar uma pesquisa com você. A pesquisa estudará as dificuldades das pessoas com baixa visão ou cegueira na realização das atividades de vida diária, bem como sua qualidade de vida. O objetivo é descrever e analisar as referidas actividades e compreender a qualidade de vida destes indivíduos, promovendo uma maior compreensão dos anseios e necessidades das pessoas com deficiência visual. É importante saber que você tem todo o direito de concordar ou discordar da realização desta pesquisa e que ela não afeta em nada o tratamento que você está realizando. Caso aceite este termo, gostaríamos de saber que todas as informações fornecidas serão mantidas em sigilo e que, se esta pesquisa for publicada, você não será identificado.

Nome do paciente: ____

Representante: ____

____

Assinatura

Campinas, ____________________________ (data)

Dra. Rita de Cassia Ietto Montilha   Paula Becker

Os pesquisadores podem ser contactados pelos telefones: +55 (19) 3521-8818; e +55 (19) 3521-8936 (Ética em Pesquisa da UNICAMP
Comité)

CEPRE: Rua Tessalia Vieira de Camargo, 126 - Barao Geraldo - Campinas/S - Brasil
Tel: +55 (19) 3521 8818

APÊNDICE II

QUESTIONÁRIO DE ANAMNESE

1- Sexo: ( ) Feminino ( ) Masculino

2- Qual é a sua idade? __________anos de idade

3- Em que cidade vive?

4- Vive sozinho?
( ) Sim ( ) Não
Se a sua resposta foi **não**, com quem vive?

5- Está atualmente empregado e recebe um salário mensal?
( ) Sim ( ) Não
Qual é a sua profissão atual? ______________________________

6- Que idade tinha quando começou o seu problema ocular?

7- Já foi a um serviço de reabilitação?
( ) Sim ( ) Não
Em caso afirmativo, qual era a especialidade do profissional que o assistiu?

____

Quanto tempo esteve nos serviços de reabilitação?

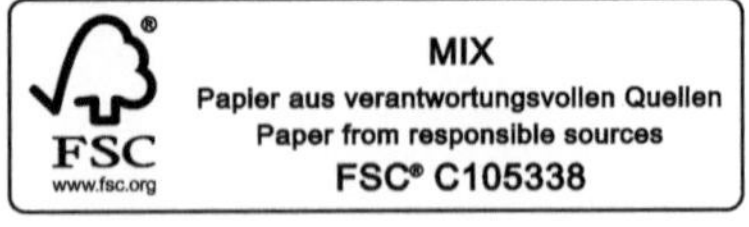

Printed by Books on Demand GmbH, Norderstedt / Germany